汉竹编著·亲亲乐读系列

怀孕体重管理
不超重

邹丽颖　主编

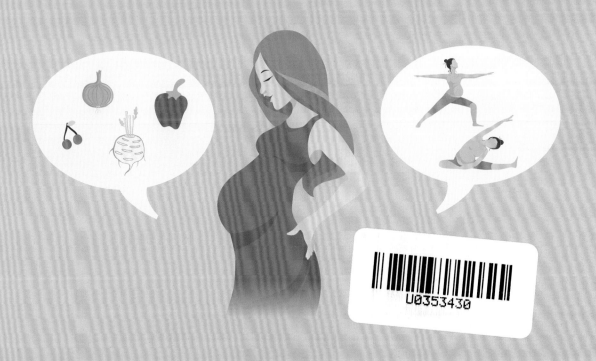

江苏凤凰科学技术出版社
全国百佳图书出版单位
·南京·

图书在版编目（CIP）数据

怀孕体重管理不超重 / 邹丽颖主编 . -- 南京：江苏凤凰科学技术出版社，2021.1
（汉竹·亲亲乐读系列）
ISBN 978-7-5713-0605-2

Ⅰ . ①怀… Ⅱ . ①邹… Ⅲ . ①妊娠期－妇幼保健－基本知识 Ⅳ . ① R715.3

中国版本图书馆 CIP 数据核字 (2019) 第 224838 号

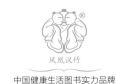

中国健康生活图书实力品牌

怀孕体重管理不超重

主　　　编	邹丽颖
编　　　著	汉　竹
责 任 编 辑	刘玉锋
特 邀 编 辑	李佳昕　张　欢
责 任 校 对	杜秋宁
责 任 监 制	刘文洋

出 版 发 行	江苏凤凰科学技术出版社
出版社地址	南京市湖南路 1 号 A 楼，邮编：210009
出版社网址	http：//www.pspress.cn
印　　　刷	合肥精艺印刷有限公司

开　　　本	715 mm × 868 mm　1/12
印　　　张	15
字　　　数	220 000
版　　　次	2021 年 1 月第 1 版
印　　　次	2021 年 1 月第 1 次印刷

标 准 书 号	ISBN 978-7-5713-0605-2
定　　　价	39.80 元

图书如有印装质量问题，可向我社出版科调换。

前言

"怀孕能不能不长胖？"

"孕期体重总共要增长多少才合适？"

"孕期体重飙升怎么办？"

"生完宝宝还能瘦回去吗？"

……

每个孕妈妈都希望生下健康聪明的宝宝，同时又希望自己不会因为怀孕而身材变形，失去魅力。怀孕期间孕妈妈体重的增加，会直接影响胎宝宝的生长发育和宝宝出生后的健康。控制好体重，可以让孕妈妈远离妊娠糖尿病、妊娠高血压疾病和孕期不适，没有这些疾病和不适的困扰，孕妈妈才有更多的精力护肤、打扮，心情愉快、精力充沛地度过孕期。

本书为孕妈妈合理规划了孕期10个月的饮食与运动，直观地给出饮食热量，并提供专业的孕期运动示范动作，让孕妈妈科学、健康地控制体重，全程守护孕妈妈的美丽与健康。

有了这本书，孕妈妈再无后顾之忧，可以安心、快乐孕育，踏踏实实地享受幸福孕期。

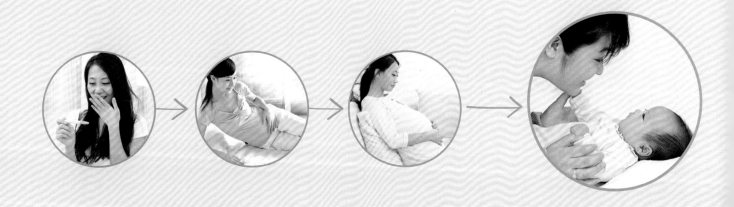

孕期到底该增重多少

怀孕并不一定要长胖哦！孕妈妈只要控制好体重增长，一样可以做一个苗条的孕妈妈，并且在宝宝出生后，孕妈妈就可以在短时间内恢复到孕前的状态，成为时尚漂亮的辣妈！还在等什么，赶快来学习怎样管理体重吧！

了解孕期增重从测算 BMI 开始

孕前体重标准的女性，整个孕期的体重增长控制在 12 千克较为合适；孕前偏胖的女性和孕前偏瘦的女性，孕期体重增长应视情况减少和增加相应的重量。怎么判断自己是偏胖还是偏瘦呢？下面就用体重指数（BMI）来计算一下吧。

BMI 的计算公式：

$$\frac{体重 \boxed{} 千克}{身高 \boxed{} 米 \times 身高 \boxed{} 米} = BMI \boxed{}$$

怀孕前 BMI 指数	<18.5	18.5~24	≥ 24
孕前体形	偏瘦	正常	偏胖
孕期增重参考	12.5~18 千克	11.5~16 千克	7~11.5 千克

单胎孕妈妈体重增长曲线

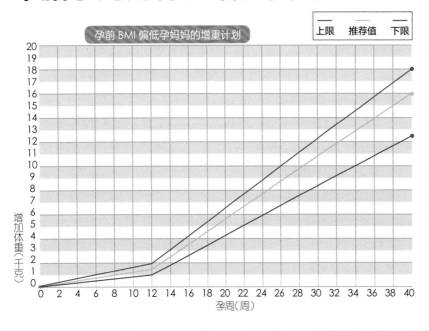

偏瘦孕妈妈

如果孕妈妈孕前体重偏轻，胎宝宝相对也容易出现体重不达标的情况。偏瘦孕妈妈整个孕期增重可比普通孕妈妈多一些，但也不是增重越多越好，一定不要超过 18 千克。偏瘦孕妈妈可在正餐中多补充优质蛋白，吃富含脂类和维生素的食物，以便有效增重，也可在正餐间吃两三次零食，零食应选择酸奶、干果等高蛋白食物。

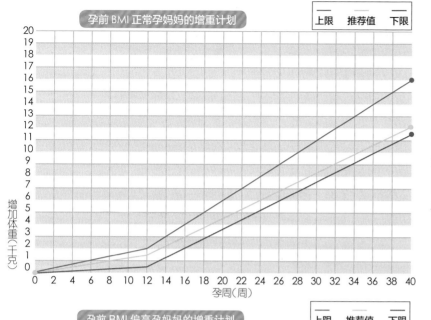

标准体重孕妈妈

孕前体重标准的孕妈妈体重相对好管理，保证体重合理增长，整个孕期的理想增重约 12 千克，只要保持正常饮食，适度运动即可。需要注意的是，孕妈妈不要看到别的孕妈妈多吃或少吃就跟着多吃或少吃，自身做到均衡饮食即可。

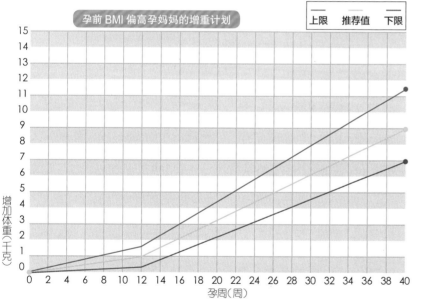

偏胖孕妈妈

孕前体重偏重的孕妈妈要注意防止体重增长过快，否则不仅自身容易患上妊娠高血压疾病，还会增加生出巨大儿的概率。因此，整个孕期最好将体重增长控制在 9 千克左右。偏胖孕妈妈体重控制方法是调整好饮食营养与热量的摄入，而不是单纯的节食。

双胎孕妈妈——可适当多增加一些体重

怀上双胞胎是件让人羡慕的事情，不过也需要提醒双胎孕妈妈注意控制体重增长。双胎孕妈妈的增重是要多于单胎孕妈妈的，一般孕期体重要增加 15.8~20.4 千克。但如果增重太多的话，对胎宝宝并没有好处，还会增加孕期并发症的发生概率，如妊娠糖尿病、妊娠高血压疾病等。

第一章

提早规划，孕妈妈长胎不长肉

第二章
孕早期

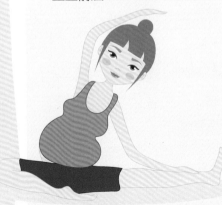

第三章

孕中期

第四章
孕晚期

第五章
孕期常见身体不适及食疗方

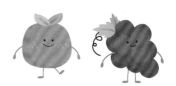

第一章 提早规划，孕妈妈长胎不长肉

　　孕妈妈孕期增重太多，不仅会增加孕期并发症的发生概率，给分娩带来困难，还会影响胎宝宝的正常发育。所以孕期要提早规划，才能让自己的体重保持在健康水平，做到长胎不长肉。

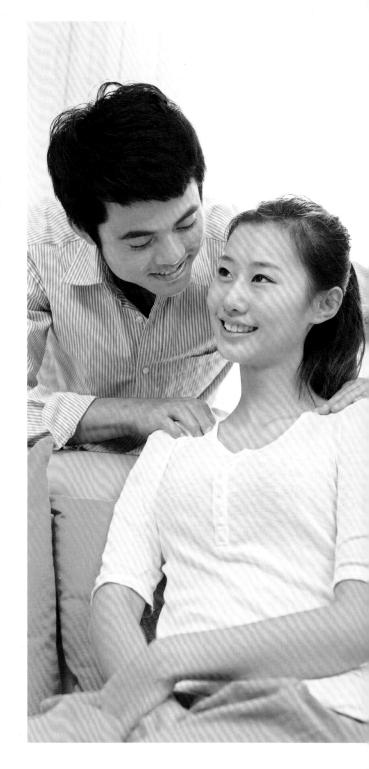

孕早期
（1~3 个月）

孕早期，胎宝宝还没有完全成形，主要是各种器官的形成发育期。

体重管理方案

孕吐反应期，孕妈妈不用过分地控制体重，只要能吃下去就可以，但也不要吃得过多，尤其是油炸食品等高热量的食物。一定要禁止剧烈的运动，这段时间不能通过运动来控制体重。

孕中期
（4~7 个月）

这是胎宝宝快速生长的一个阶段，无论身长还是体重，都会有显著的增长。

体重管理方案

饮食要讲究营养均衡，不要多吃同一种食物，要做到不偏食、不挑食。此外，还要适量运动，多散散步，也可以做做简单的家务，这样不仅可以让自己的身体更加灵活，还能起到控制体重的作用，让身体为分娩做好充足的准备。

孕晚期
（8~10 个月）

孕晚期，胎宝宝迅速发育成长。此时，孕妈妈更要注重控制饮食和体重，以防胎宝宝过大对生产不利。

体重管理方案

一般来说，60% 的多余体重都是在孕晚期增长的。所以，孕妈妈一定要在饮食上讲究"少而精"，还要注意少吃多餐的饮食原则，尤其不要在晚上吃得太多。此时，孕妈妈的体重增长应控制在每周 0.5 千克左右。勤称体重、及时调整饮食和运动方案是这一时期控制体重的好方法。

孕妈妈在孕期一定要注意监测体重。

别拿称体重不当回事

体重增长是反映孕妈妈营养状况的直观指标，所以称体重是每次产检时必检的项目，但由于每次产检需要间隔十几天或二十天，这期间如果饮食控制不好，体重会明显增长。长此以往，体重就会严重超标，给孕妈妈和胎宝宝带来不利影响。孕妈妈千万不要小看称体重这件事哟！

孕期体重超重有哪些危险

确认怀孕后，全家人都会积极地操心起孕妈妈的营养问题来。俗话说："一人吃两人补。"这个时候孕妈妈吃得少了，胎宝宝营养就会不足，从而导致发育不良。但如果孕妈妈体重增长过快，不仅身材会大走样，肚子上长满妊娠纹，还会引起以下病症。

妊娠高血压疾病

孕妈妈怀孕期间如果体重增长过快，容易发生妊娠高血压疾病。这是一种血管的病变，孕妈妈会出现高血压、水肿或是蛋白尿的临床病症，有造成胎宝宝生长迟滞、胎盘早期剥落的危险。

妊娠糖尿病

孕妈妈暴饮暴食，容易使血液中的血糖值上升，使得妊娠糖尿病突然出现，有可能导致巨婴症、新生儿血糖过低等并发症的发生。

难产

如果孕妈妈不加节制地进食，会增加生出巨大儿的概率，不利于分娩时胎头的下降和胎头进入骨盆腔，会延长产程，引起难产。

产后肥胖

怀孕期间，孕妈妈体重的增加超过了正常值，大量的脂肪就会囤积在体内，生产完之后又需要母乳喂养，不能立即减肥。而当可以瘦身时，脂肪早已根深蒂固地留在身体里，减肥也愈加困难了，要想尽快恢复以前的苗条身材就是难上加难了。

体重增长过慢也不好

有的孕妈妈希望在孕期能够节制饮食，这样有利于产后身材恢复。她们把明星作为榜样，坚决不允许自己的体重肆无忌惮地"疯长"下去。她们的孕期餐单食物量不仅少，而且均以蔬菜、水果为主，甚至不允许添加肉类食物。这样做，不仅孕妈妈缺乏营养，胎宝宝赖以生长的养分也得不到保障，易出现以下三种危害：

贫血

孕妈妈没有充足的养分供给，可能会造成母体营养不良，导致贫血的发生，影响胎宝宝正常的生长与发育。

胎儿宫内发育迟缓

如果孕妈妈在妊娠 28 周之后体重就不再增加，母体供给胎儿的养分自然会不够，胎儿的生长和发育就会减缓甚至停顿。胎儿体重小于相应月份，称为胎儿宫内发育迟缓。

新生儿免疫力低下

体重增加缓慢的孕妈妈生出的宝宝可能也会体重过轻，营养不良，抵抗力低下，较体重正常的宝宝患各种疾病的可能性大。

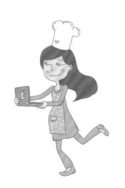

孕期应该注意体重的几个时机

若孕妈妈在怀孕期间出现以下任何一种情况，都必须引起足够的重视，因为这表明胎宝宝的生长发育情况异常，孕妈妈和胎宝宝的健康都受到威胁。如果孕妈妈的体重增长偏离标准的原因是孕妈妈太贪吃或者热量摄入不足的话，孕妈妈应该向医生咨询如何恢复到正常的情况。

1 某个月孕妈妈体重增长超过 3.2 千克。

2 孕中期和孕晚期的任何一个月中，孕妈妈的体重增长不足 0.2 千克。

3 在孕中期，体重在一星期内增长超过 1.4 千克。

4 在孕晚期，体重在一星期内增长超过 0.9 千克。

5 连续两星期称体重，发现没有任何变化。

孕期在控制体重的同时，更要注意营养均衡，合理搭配饮食，长胎不长肉。

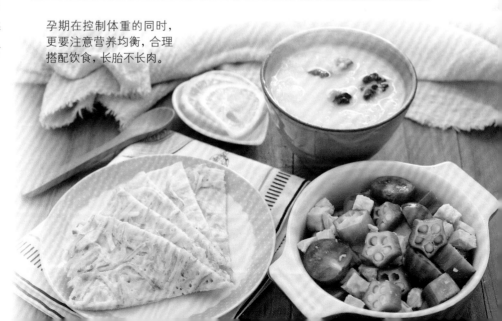

孕妈妈增长的体重 ≠ 胎宝宝体重

众所周知，普通人体重增长往往是体内脂肪增加所致，但孕妈妈的情况不同。孕妈妈体重增长的原因比较复杂，是由多种因素构成的，主要包括胎宝宝、胎盘、羊水、增加的血容量，增大的乳腺组织和子宫，储备的脂肪等。

孕期体重都长在了哪儿

孕妈妈不要以为所有增长的重量都是自己身上的肉，也不要以为增加的重量就等同于胎宝宝的重量。

胎宝宝要在 40 周的时间里从一个几乎看不见的受精卵成长为一个约三四千克重的胎宝宝，支撑他生长发育的有胎盘、羊水、妈妈的血容量、增大的乳腺、增大的子宫等，这些构成了孕妈妈孕期一部分增长的体重，称之为"必要性体重增长"。其中，胎盘可供胎宝宝成长吸收所需的一切物质，最终可达胎宝宝体重的 1/6。羊水容量变动较大，但一般不会超过 2000 毫升。孕妈妈增加的血容量为胎宝宝提供养料和氧气，可增加 1300 毫升左右。乳腺组织的增加是为产后的哺乳做准备，而增大的子宫则是为了更好地容纳胎宝宝、胎盘、羊水等妊娠产物。

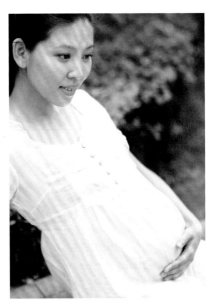

孕妈妈的体重增长有一部分为"必要性增长"。

孕期体重增长构成

孕妈妈孕期增长的体重如下。不过，这只是一个平均值，仅供孕妈妈参考。

1	子宫	孕期子宫的肌肉层迅速增长，会让孕妈妈增重约 0.9 千克。
2	胎盘	怀孕过程中的胎盘发育会让孕妈妈增重约 0.6 千克。
3	乳房	孕妈妈的乳房在整个孕期会增重约 0.4 千克。
4	血液	孕妈妈的血容量会增加，体现在体重上大约为 1.2 千克。
5	羊水	孕妈妈的体液会增加，其中较为显著的增重是来自羊水，增重约 2.6 千克。
6	脂肪	孕妈妈会储备一些脂肪以供哺乳，增重约 2.5 千克。
7	宝宝	宝宝出生时的体重约 3.3 千克。

孕妈妈的体重增长有差异

孕妈妈孕期的体重增长并不只是胎宝宝的重量，也可能受孕妈妈自身状态、营养储备等多种因素影响。孕妈妈先来了解一下体重增长的差异所在，以便更好地管理体重。

孕妈妈自身另会储备脂肪

孕妈妈妊娠期所增长的脂肪，主要是为产后泌乳做准备。但孕妈妈要知道，吃下去的、消化了的食物中的能量就会转化为脂肪储备，因此孕妈妈不用为了哺乳特意补充脂肪。

孕妈妈体重增长方面的差异就是脂肪储备的多少造成的。"必要性体重增长"受遗传影响，相对稳定。但是，脂肪储备的多少却直接与进食和身体活动有关。不同孕妈妈之间的体重增长差异较大，可达5~8千克。另外，身体储存的脂肪即使妊娠期结束，也依然会存在很长时间，对产后体形恢复的影响也更持久。"必要性体重增长"在妊娠结束即会消失，而自身储备的脂肪想自然恢复却是较为困难的，这就要求孕妈妈必须建立科学有效的孕期体重管理意识。

水肿也会导致体重增长过快

有的孕妈妈无意间发现自己的腿忽然变胖了，脚也变大了，这不是因为怀孕后变胖导致的，而是可能发生了水肿。孕妈妈要学会区分肥胖与水肿，及时发现问题，以采取措施。

孕妈妈可以将大拇指压在小腿胫骨处，当压下去后，皮肤会明显地凹下去，而不会很快恢复，即表示有水肿现象。

如果发现水肿，孕妈妈要充分休息，躺在床上时，可以将双脚抬高些。注意水肿部位的保暖，不要穿紧身衣裤，减少食物中盐分的摄入。

12千克

整个孕期，孕妈妈会增重约12千克，相当于2个西瓜的重量。孕妈妈可以从现在开始每天坚持测量体重，并制作成曲线图，以便观察自己的孕期增重情况。

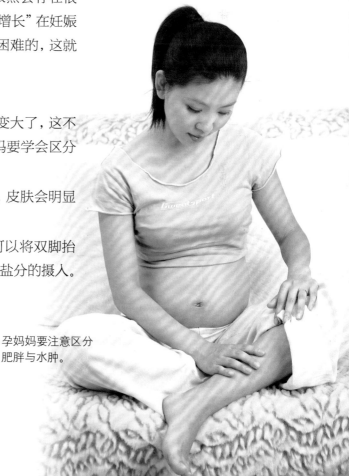

孕妈妈要注意区分肥胖与水肿。

体重不长也犯愁

有的孕妈妈因为孕期增重太多而烦恼，也有的孕妈妈因为孕期增重太少而犯愁。孕期增重太少或不增重时，对胎宝宝也有影响，容易发生早产，而且在婴儿时期都会比较瘦小。孕期体重增长太少，还会导致孕妈妈体内没有足够的脂肪储备来产生乳汁。

我的体重为什么不长，胎宝宝会受影响吗

在孕早期，体重不长或下降对胎宝宝没有任何影响，孕妈妈不用担心。因为孕早期的妊娠反应，会令孕妈妈没有胃口，吃不下东西，进食量少，从而导致体重下降，这是正常的。怀孕初期，胎宝宝从第1个月约2厘米长、3克重长到第3个月也不过9厘米长、48克重，大部分孕妈妈体重增长仅为1~1.5千克，增长速度慢，还有不少孕妈妈体重不增长，这些都在正常范围内。

如果在体重迅速增长的孕中期，孕妈妈出现体重不长的现象，则需要引起重视，应及时去医院检查，以免出现意外情况。一般来说，孕期体重不增长或增长范围小于正常值，可能是胎儿宫内发育迟缓。

孕晚期体重不增长也是正常的，孕妈妈只需要加强营养，做B超检查胎宝宝情况，适当增加营养补充，多吃一些易消化吸收的食物即可。

加班熬夜会让体重增长过缓

上夜班、加班或三班倒的工作，会让孕妈妈休息不足。随着妊娠月份的增加，母体的负担将日益加大，身体长期处于疲累的状态，影响食欲，也影响身体对食物的吸收。所以，为了自己和胎宝宝的健康，孕妈妈不宜在正常工作时间之外延长时间，最好在怀孕前把工作调整到比较规律的时间段。

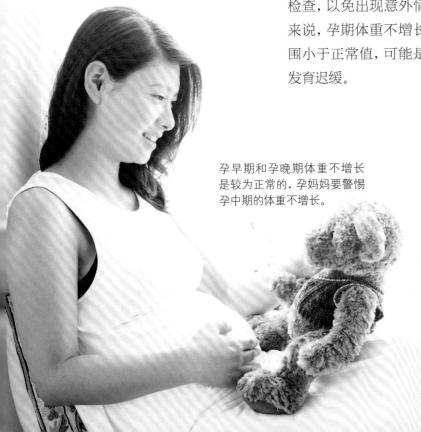

孕早期和孕晚期体重不增长是较为正常的，孕妈妈要警惕孕中期的体重不增长。

准爸爸陪孕提醒： 不吃早餐对孕妈妈健康不利，也影响孕期体重的增长，所以孕妈妈要吃早餐，而且要吃好早餐。准爸爸要保证让孕妈妈每天都吃上可口的早餐，早餐种类要丰富多样，鸡蛋、牛奶、小米粥、包子等可以轮换着吃。

体重增长缓慢的孕妈妈要减少能量消耗

为了减少能量消耗，体重增长缓慢的孕妈妈可以少运动。孕妈妈在这段特殊的日子里可以做

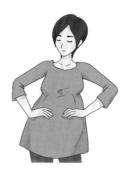

一段时间的"皇太后"，享受一下被家人或老公照顾的感觉吧！不过，考虑到身体活动尤其是孕妇体操对母体和胎宝宝的好处，即使是体重不足的孕妈妈，也不主张完全放弃身体活动。只需放弃强度较大或者能量消耗较多的身体活动，并避免劳累就可以了。

2个鸡蛋

体重增长缓慢的孕妈妈要保证摄入充足的热量，但不能盲目追求高热量食物，每天吃2个鸡蛋可以提供丰富的蛋白质和有益于胎儿大脑发育的卵磷脂。

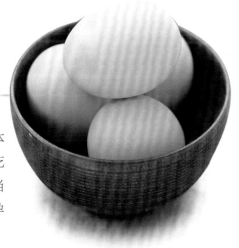

健康增重的方法

当孕妈妈发现体重增长明显落后于计划时，应采取措施增加体重。增加体重的方法很简单，就是在身体允许的情况下，尽可能多吃一些。孕妈妈一次吃不了太多，可以增加餐次，即在三餐之间再适当添加一些营养高的食物，如肉、蛋、奶和主食等。体重增长缓慢的孕妈妈可以参照以下几条建议：

适量吃坚果类的零食： 此类零食能量较高，可以帮助孕妈妈增重。坚果类零食有开心果、榛子、葵花子、花生、核桃、松子等。孕妈妈还可以适当吃一些饼干。孕期添加零食的原则是在不影响正餐的情况下吃。

多吃一些主食： 有的孕妈妈在怀孕前为了节食瘦身，已经习惯了每餐少吃主食，可是怀孕后，为了增重必须多吃一些主食了。要改变以前的饮食方法，不要饭前喝汤，先吃一些主食，如馒头、烙饼或米饭等。这样坚持一段时间，体重就会有所增长的。

三餐之外加餐： 每日吃6餐。在每次正餐之后3小时加餐。加餐宜选用牛奶、酸奶、鸡蛋、坚果等富含蛋白质的食物。

肉不要断： 孕期中为了保证蛋白质、铁等营养的摄入，孕妈妈要吃肉，不论是肥肉还是瘦肉，每天都要吃一些，最好每天食用量达到200克以上。

控制体重，饮食均衡是重点

所谓的控制体重不是指体重不增长，而是指通过特配的营养餐，将孕期分三个阶段，控制住体重上升的速度，这样才能够把握自己的健康，为产后瘦身提前做铺垫。

不同阶段的瘦孕饮食指导

孕期，随着胎宝宝的发育和孕妈妈的生理变化，各个时期孕妈妈所需要的营养也有所不同，孕妈妈应在保证营养均衡的基础上，进行适当的调整，以满足孕妈妈和胎宝宝的营养需求。此外，孕妈妈可以参考孕早期、孕中晚期膳食摄入建议，既保证摄取充足的营养，又能避免营养过剩，让孕妈妈吃得营养又不长胖。

孕早期膳食以清淡、易消化为主

孕早期，大多数孕妈妈会出现恶心、呕吐、食欲缺乏等妊娠反应，吃什么都不香，这种状况下要怎么保证营养的摄入呢？孕妈妈可适当补充奶类、蛋类、豆类、坚果类食物，膳食以清淡、易消化吸收为主，尽可能选择自己喜欢的食物，多吃富含叶酸的绿色食物，如菠菜、生菜、芦笋、小白菜、花菜等。

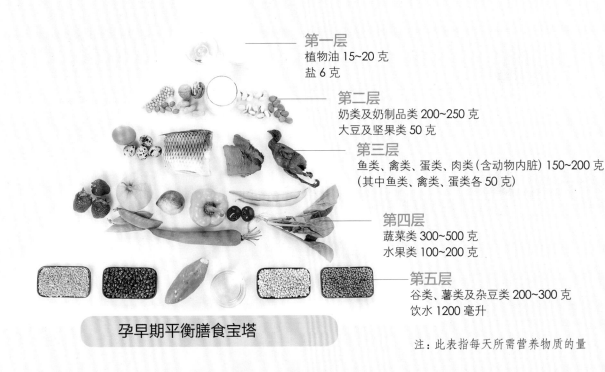

第一层
植物油 15~20 克
盐 6 克

第二层
奶类及奶制品类 200~250 克
大豆及坚果类 50 克

第三层
鱼类、禽类、蛋类、肉类（含动物内脏）150~200 克
（其中鱼类、禽类、蛋类各 50 克）

第四层
蔬菜类 300~500 克
水果类 100~200 克

第五层
谷类、薯类及杂豆类 200~300 克
饮水 1200 毫升

孕早期平衡膳食宝塔

注：此表指每天所需营养物质的量

孕中晚期增加营养也要注意体重

　　孕中晚期，胎宝宝生长迅速，需要更多的营养。同时，母体子宫、胎盘、乳房等也逐渐增大，再加上早孕反应导致的营养摄入不足也要在孕中期补充，对钙、铁、维生素、蛋白质的要求也较多，孕妈妈要多摄入豆类制品、海鱼、海带、虾皮、鲫鱼等，还要食用更多新鲜蔬菜和水果。

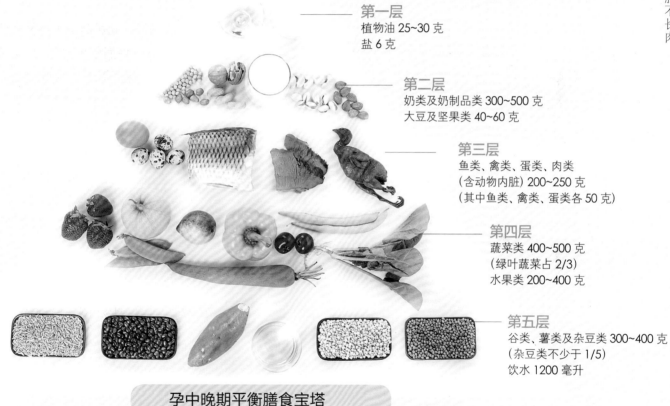

第一层
植物油 25~30 克
盐 6 克

第二层
奶类及奶制品类 300~500 克
大豆及坚果类 40~60 克

第三层
鱼类、禽类、蛋类、肉类
（含动物内脏）200~250 克
（其中鱼类、禽类、蛋类各 50 克）

第四层
蔬菜类 400~500 克
（绿叶蔬菜占 2/3）
水果类 200~400 克

第五层
谷类、薯类及杂豆类 300~400 克
（杂豆类不少于 1/5）
饮水 1200 毫升

孕中晚期平衡膳食宝塔

每天吃多少

在怀孕期间，家人最担心的还是孕妈妈和胎宝宝的营养不充足，但孕期饮食不是一味地加量，而是要多补充一些营养。营养均衡、充足时，即使吃一小碗饭，也比吃两大碗没有营养的饭更有意义。

孕期一天食物量

孕早期一天食物量建议：孕早期应维持孕前的平衡膳食，即谷类250克，其中全谷物和杂豆类75克，新鲜薯类75克（相当于干重量15克左右）；蔬菜450克，水果200克，鱼类、禽类、蛋类、肉类共150克；牛奶或者酸奶250克；其他还包括大豆、坚果类和食用油等。

孕中期一天食物量建议：谷类200~250克，薯类50克，全谷物和杂豆类不少于1/3；蔬菜类400~500克，其中绿叶蔬菜和红、黄色等有色蔬菜占2/3以上；水果类200~400克；鱼类、禽类、蛋类、肉类（含动物内脏）每天总量150~200克；牛奶300~500克；大豆15克，坚果类10克；植物油25克，食盐不超过6克。

孕晚期一天食物量建议：谷类200~250克，薯类50克，全谷物和杂豆类不少于1/3；蔬菜类300~500克，其中绿叶蔬菜和红、黄色等有色蔬菜占2/3以上；水果类200~400克；鱼类、禽类、蛋类、肉类（含动物内脏）每天总量200~250克；牛奶300~500克；大豆类15克，坚果类10克；植物油25克，食盐不超过6克。

这样吃肉不发胖

对于健康的孕妈妈来说，孕早期每天肉类的摄取量在100~150克为佳，孕中晚期要比孕早期每天多摄入蛋白质50克，相当于150~200克肉类。而每个星期所摄入的肉类中最好能包括200~300克的鱼肉。吃肉还要注意一些原则：注意荤素搭配，最好和豆类食物搭配着吃；少吃烤的、炸的、腌熏的肉类；冻肉要注意"快速冻，缓慢解冻"的原则，减少营养素的流失。

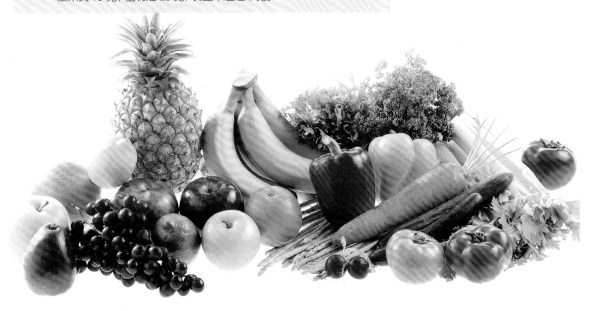

孕妈妈要"控油"

孕妈妈孕早期每天摄入食用油 15~20 克，孕中晚期每天 25~30 克。膳食宝塔食用油推荐量明显低于实际摄入量。因此，孕妈妈孕期需要减少食用油摄入量，以避免摄取能量和脂肪过多。尤其是孕前肥胖或孕期体重增长过快的孕妈妈，"控油"非常重要。控制食用油的摄取量，要避免油炸、过油等烹调方式，即使炒菜或炖菜也要少用油，不要吃含大量食用油的加工食品，如油条、麻花、方便面等。孕妈妈的食谱用油应该是各类植物油交替搭配着用。

不过量食用高糖食物

怀孕后，孕妈妈需要大量的能量供应，但也要注意避免过量食用高糖食物。过量高糖食物的摄入不仅会令孕妈妈怀孕期间体重增长过快，增加妊娠纹出现的概率，以及产后瘦身的难度，还可能会增加患妊娠糖尿病的风险。

怀孕后，由于体内胎宝宝的需要和孕妈妈本身代谢的变化，孕妈妈如不多加注意，就容易增加患妊娠糖尿病的风险。所以孕

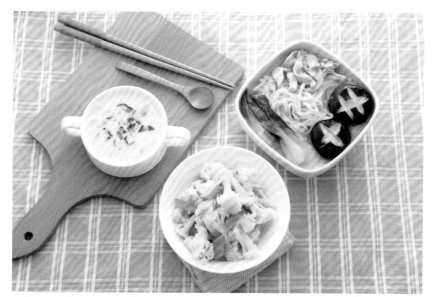

孕妈妈饮食宜清淡，遵循少油、少盐的原则。

妈妈应控制高糖食物的摄入，少吃过甜的饼干、蛋糕、巧克力等。此外，还需注意不要摄入太多碳水化合物，碳水化合物进入体内，能转变为葡萄糖，与高糖食物一样会使血糖升高，所以也要避免。红薯、土豆、南瓜等都含有较高的碳水化合物，孕妈妈在食用这些食物时，宜适当减少摄入量。

三餐定时定量

三餐定时定量能使胃肠道有规律地蠕动和休息，提高食物消化率，也可以避免暴饮暴食引起体重猛长。理想的吃饭时间为早餐 7~8 点、午餐 12 点、晚餐 6~7 点，孕妈妈每一餐都不能囫囵吞枣、草草了事，也不能合并。

如何控制体重

怀孕不是生病，所以孕妈妈完全不必一怀孕就停止一切运动。孕妈妈只要进行适量的运动，正常地工作和适当改变生活习惯，就能安全、适度控制体重增长。

运动是控制体重增长的重要途径

单纯依靠饮食来控制体重，往往不太好把控，因为孕妈妈有时会控制不住自己的嘴，不知不觉就摄入过多，体重就会超标。而如果孕妈妈坚持运动，养成习惯后，就如吃饭一样，不运动反而不舒服，这样自然会打造出好体质，将体重控制在合理范围内了。

孕期运动一定要注意强度和时间。一般人运动需维持 30 分钟以上才会燃烧脂肪，但孕妈妈需在运动 10~15 分钟后就稍微休息，即使体力可以负荷也必须在稍微休息过后再继续运动。这是因为孕妈妈必须避免过度劳累与心跳过快，并且孕期运动的目的并不是燃烧脂肪，而是训练全身的肌力，因此孕妈妈每运动 10~15 分钟就要停下来稍作休息。

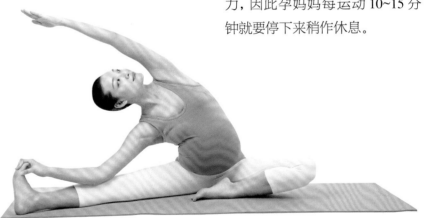

140 次 / 分以内

孕妈妈运动时心跳速率需在每分钟 140 次以内，若超过此范围，孕妈妈血流量较高，血管可能负荷不了。

准爸爸陪孕提醒： 孕期运动的地点和时间很重要。如果条件许可，孕妈妈应尽可能到花草茂盛、绿树成荫的地方运动。城市中下午 4~7 点空气污染相对严重，孕妈妈要注意避开这段时间锻炼和外出，这有利于孕妈妈和胎宝宝的身体健康。

运动控制体重，动作一定要轻缓

孕早期坚持运动也是保持体重的一大秘诀，但是孕妈妈应注意动作宜轻、缓、慢。怀孕早期，胎宝宝还处在胚胎阶段，孕妈妈很有可能还不自知，此时的运动量不要太大，动作宜以轻、缓、慢为主，以免造成流产。孕早期最好安排一些慢运动，比如散步、瑜伽、快步走，每次运动量不宜太大，运动 10~15 分钟，让身体出出汗就行。不能一听说怀孕了就赶紧辞职回家，什么也不干，这样一点都不动，还不停补充营养，体重必然会迅速增长，反而不利于自身的健康和胎宝宝的发育。

在工作中控制体重

　　坚持工作的孕妈妈，上下班路途中的步行能起到运动的作用，工作中来来回回地走动也是运动。在工作中的运动，强度更好控制，能避免孕妈妈出现流产危险，而且能够增加运动量，帮助孕妈妈控制体重。需要注意的是，孕妈妈每日工作时间不应超过 8 小时，而且要避免上夜班。工作中感到疲劳时，在条件允许的情况下，可休息 10 分钟左右，也可到室外、阳台或楼顶呼吸一下新鲜空气。

孕期控制体重的 6 个秘诀

　　"不知不觉就超重了"，这是所有孕妈妈都比较头疼的问题。怀孕后如何控制自己的体重呢？这里有一些小秘诀，孕妈妈可以做参考。

1	饮食日记	记录每天早、中、晚餐的饮食内容，以此反省自己每顿饭或者每天是否摄入过多，是否摄入高热量的食物等，以此来达到控制体重、保健的双重目的。
2	每天称体重	每天称体重，可以不断地提醒孕妈妈注意饮食，以免摄入过量食物，让体重直线上升。
3	饮食过量，下顿少食	有时候孕妈妈抵挡不住美食的诱惑，一不小心就摄入过多，这是在所难免的，如果是偶尔一次，不妨减少下一顿的饮食量，以免体重迅速增长。
4	体重曲线图	孕妈妈自制一个体重曲线图，每周称体重并记录下来。看着自己的体重不断增长，相信孕妈妈也会有点小压力，因为这些赘肉需要产后慢慢减下去哟！
5	想象产后瘦身的辛苦	孕期增重太多，也就代表着产后要减去更多的赘肉，所以从怀孕开始，千万不要陷入减肥的深渊中。
6	少买或不买零食	饼干、糖果、巧克力等经过加工的零食，热量高且无法满足孕妈妈对营养的需求，还会为肥胖埋下"隐患"。

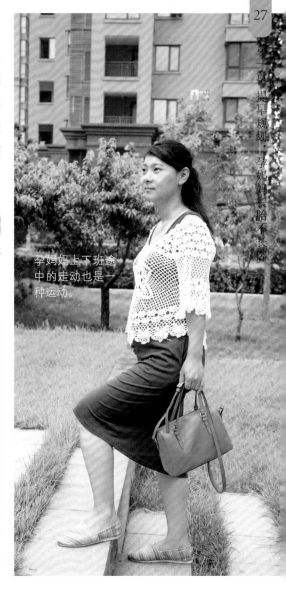

孕妈妈上下班途中的走动也是一种运动。

做家务时也能做运动控制体重

　　大多数孕妈妈在为家庭日常生活操劳，总觉得没有时间锻炼，其实在做家务时就能运动，比如在家收拾衣物时，将叠好的衣服当作健身器材，两手抓好衣服两侧，做平举、上举等运动。不过孕妈妈不要做太过劳累的家务，如搬动重物等。

第二章 孕早期

　　孕早期，胎宝宝会在孕妈妈不知道的情况下悄然到来。不过在孕1月月末，孕妈妈的身体会发生疲乏、抵抗力低、停经等一系列变化，这是胎宝宝在告诉你，他/她已经来了。

　　整个孕早期，胎宝宝一直在快速发育着，但胎宝宝还很小，孕妈妈的体形也没有太大的变化。因为早孕反应，体重可能出现不升反降的情况，孕妈妈不用担心。

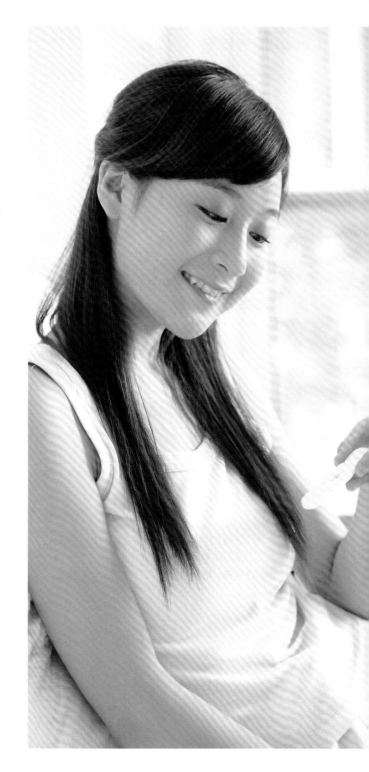

孕1月
增重不宜超过 0.4 千克

胎宝宝刚刚到来，孕妈妈的体重不会发生过多变化，基本与孕前持平，本月总体增重不宜超过 0.4 千克。孕妈妈在得知怀孕后不用刻意大补，饮食也不用做大改变，保持三餐规律即可。

孕妈妈的变化

本月，大多数孕妈妈还不知道自己已经怀孕了，但胎宝宝已经在孕妈妈的子宫"安营扎寨"了。到了本月月末，一些较敏感的孕妈妈可能会出现疲劳、乏力、嗜睡等症状，这时孕妈妈不要随便吃药。

胎宝宝的样子

本月前两周，精子和卵子分别寄存在备育男性和备孕女性的身体内。孕 2 周时，成熟的卵子与那颗最棒的精子结合，形成受精卵，新生命就此产生。到本月月末，胎宝宝的身长大约有 1 厘米，有大大的头和类似鳃、尾巴的构造，就像个"小海马"。

孕2月
增长 1 千克

孕 2 月，多数孕妈妈出现孕吐、恶心、食欲缺乏等早孕反应，有些孕妈妈会出现看什么都吃不下的情况，这时候孕妈妈不要强迫自己进食，不能吃就不吃。也有些孕妈妈的体重会略微增长，但一般不会超过 1 千克。

孕妈妈的变化

孕 2 月，孕妈妈最大的变化是月经停止了，子宫变得跟鹅蛋一样大小，阴道分泌物增多，乳房增大明显，乳头变得更加敏感。伴随着身体的变化，多数孕妈妈会从这个月开始逐渐出现一些孕期反应，比如孕吐、尿频等。

胎宝宝的样子

虽然这个月胎宝宝的外表已经能够分辨出头、身、手、脚，但胎宝宝还只能被叫作"胚胎"。到孕 6 周时，胎宝宝的小心脏就开始跳动了，心脏、血管开始向全身输送血液。从这个月起，保护胎宝宝的羊水开始生成，脐带和胎盘开始发育。

孕3月
增长 0.5 千克

孕 3 月，孕妈妈的体形不会有明显改变，增加的体重可能连自己也不易察觉，也有些孕妈妈到了第 3 个月体重非但没有增加，反而出现了下降的趋势，这是正常现象，孕妈妈不用担心。

孕妈妈的变化

到这个月月末，子宫会长到拳头大小，在下腹部、耻骨联合上缘处可以触摸到子宫底部。乳房继续变大，乳头、乳晕、外阴颜色继续加深，阴道分泌物增多且比较黏稠。妊娠反应愈发强烈，头发、皮肤会失去光泽。

胎宝宝的样子

从这个月起，胚胎可以正式被称为"胎儿"了。胎宝宝的内脏器官发育已经基本完成，大部分肌肉组织正在逐渐完善，手脚能够活动，手指和脚趾之间有蹼状连接，胎宝宝开始在羊水中快乐地游泳。

孕 1 月

产检合格，拿到瘦孕通行证

　　孕妈妈在家用试纸测试出怀孕后，还应该到医院做相应的检查进行证实，以便确定怀孕周数以及检测孕妈妈的身体变化和胎宝宝的发育情况，如有问题能及早诊治，以顺利地度过孕期。整个孕期一般需要进行 9~13 次检查，如果个别孕妈妈有异常情况，须按照医生的约定进行复诊或者做进一步的检查。

孕 1 月产检项目

产检项目	检查内容或目的	标准值
血液检查	• 确认是否怀孕，卵子受精 7 日后即可在血清中检测出 HCG(人绒毛膜促性腺激素)	HCG 参考值： 非怀孕：0~5.3IU/L； 怀孕 7~10 月 >5.0IU/L； 怀孕 30 日 >100IU/L
了解家族病史	• 过去用药的历史及医院就诊的一般记录、个人家族疾病史	——
血压检查	• 孕妈妈血压过低和血压过高都不利于怀孕，须及早检查	• 正常血压为：收缩压 (即高压)：90~140 毫米汞柱；舒张压 (即低压)：60~90 毫米汞柱
体重检查	• 测算 BMI= 体重 (千克)/[身高 (米)x 身高 (米)]	•BMI 小于 18.5 属于低体重孕妈妈；BMI 介于 18.5 到 24 之间属于正常体重孕妈妈；BMI 大于 24，属于超重孕妈妈
尿常规检查	• 便于医生了解肾脏的情况	• 正常：尿蛋白、尿葡萄糖及尿酮体均为阴性

　　　　注：以上产检项目可作为孕妈妈产检参考，具体产检项目以医院及医生提供的建议为准。

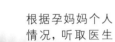

根据孕妈妈个人情况，听取医生的产检安排。

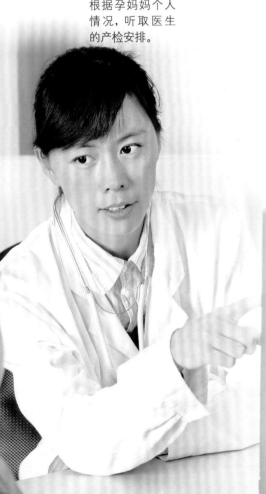

专家解读产检报告

• 有些女性孕初期 HCG 比较低，用试纸测出线条颜色比较浅，无法判断是否怀孕。这种情况下可以去医院验血检查，通过分析 HCG 和黄体酮（孕酮）判断是否怀孕。

• 通常来说，采用验血的方法是最准确的。

• 未怀孕的女性，血 HCG：0~5.3IU/L。

• 在怀孕最初 3 个月，HCG 水平每 2.2±0.5 天约升高 1 倍，孕酮在孕期也会明显增高。

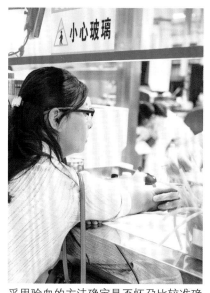

采用验血的方法确定是否怀孕比较准确可靠。

选好产检医院，这 3 点很重要

怀孕 3 个月后每个月要做 1 次产检，怀孕 7 个月开始每 2 周做 1 次产检，怀孕最后 1 个月每周都要做 1 次产检。如没有特殊情况，目前各个医院都要求在哪里产检就在哪里分娩，所以要想孕期安心，在可能的条件下要尽量选择自己满意的产检医院。

相对而言，大型综合性医院的产科和专业妇幼保健院的条件较好，但就医人数比较多，所以孕妈妈最好通过向朋友了解、到网络论坛上询问有分娩经验的妈妈，或者直接去医院咨询等方式，然后选一家符合自己需求的医院。选择时应重点了解下面 3 个方面：

1

医院的软硬件设施

医院的医疗技术水平和特色；产房条件，是单人病房还是多人病房；检查、排队流程合不合理，等等。

2

医院收费

跟公立医院相比，私立医院收费高，但就医人数少，服务及环境会更好一些。

3

离家或单位的远近

就近选择医院相对更为方便，遇到突发情况也能及时处理。

孕1月体重管理

这个月孕妈妈的体重增长并不明显，几乎和孕前没有什么变化。如果孕妈妈此时体重增长得过快，很有可能会在接下来的孕期出现营养过剩或由于控制体重引起营养摄入不均衡的状况，因此不要过早进补，要控制好体重。

不要大补，和超重说"拜拜"

本月，吃得多不如吃得好，由于此时胎宝宝还很小，所需要的营养并不多，不需要孕妈妈大补特补，只要保证饮食营养均衡、全面即可，这样既能保证营养的充足供给，也不会让孕妈妈因此而体重增长过快。孕妈妈不要一听老人说怀孕了要补营养就开始猛吃，因为多吃的这些食物并不会为胎宝宝多提供营养，只会在孕妈妈的体重上体现出来。

正确解读"一人吃两人补"

"现在已经不是你一个人了，肚子里还有一个小宝宝，所以要多吃点儿。"这也许是孕妈妈在饭桌上听到的最多的一句话。其实孕妈妈完全没有多吃的必要，胎宝宝所需的营养是有限的，孕妈妈吃太多食物反而会给自己和胎宝宝造成负担。如果吃的方式不对，还容易造成孕妈妈孕期体重超重的窘况，这样不但没有补到胎宝宝身上，反而会增加孕妈妈产后瘦身的难度。

控制饮食避免狼吞虎咽

孕妈妈进食是为了充分吸收营养，保证自身和胎宝宝的营养需求，但狼吞虎咽会让食物没有经过充分咀嚼就进入肠胃，导致多吃的食物并不能让孕妈妈多吸收营养成分，反而会在不知不觉的过程中吃太多，导致营养过剩，从而导致孕妈妈发胖。所以，孕妈妈进食时应细嚼慢咽，少食多餐。

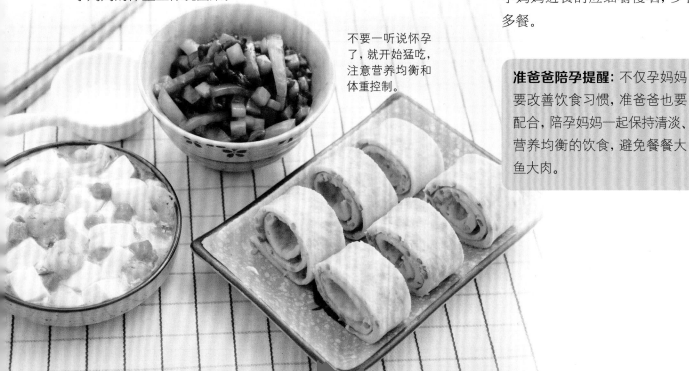

不要一听说怀孕了，就开始猛吃，注意营养均衡和体重控制。

准爸爸陪孕提醒：不仅孕妈妈要改善饮食习惯，准爸爸也要配合，陪孕妈妈一起保持清淡、营养均衡的饮食，避免餐餐大鱼大肉。

晚饭后百步走，苗条身材常保留

每天晚饭后，休息半小时，孕妈妈和准爸爸可以相携一起在家附近散步 1 小时，速度不必太快，以孕妈妈感觉舒适为宜。孕妈妈和准爸爸可以一边散步，一边聊一聊最近发生的事儿；遇到盛开的小花儿，看见树上长出的小芽，还可以和胎宝宝说一说，告诉胎宝宝，这也是一种胎教。

晚饭后散步，不仅帮助消化、促进血液循环，还能增进心肺功能，对顺产也是非常有益的。散步是一种可以从孕 1 月一直做到孕 10 月的运动，所以孕妈妈从孕 1 月开始尝试吧。

孕 1 月这些运动不适合

孕 1 月，胚胎着床还不够稳固，以下一些运动不适合孕妈妈。

1.需大力跳跃、震动性很大的运动，如跳绳、踢毽子、骑自行车等。

2.快速移动或者突然改变方向的运动，如快跑、网球、羽毛球、乒乓球等。

3.所有竞技运动，如骑马、跆拳道等，以及压迫腹部的运动，如仰卧起坐、屈腿上抬等。

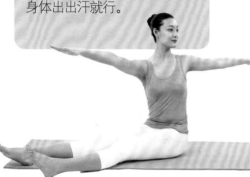

10~15 分钟

孕期宜进行适度的运动，这对胎宝宝的发育以及孕妈妈控制体重都有好处，但要注意运动时间与运动量，每次运动量不宜太大，运动 10~15 分钟，让身体出出汗就行。

孕 1 月体重计划

孕 1 月体重增长不宜超过 0.4 千克，特别是体重本身就偏重的孕妈妈要格外重视，做好体重控制，为顺产及胎宝宝的健康做好准备。

1

坚持记录体重

孕妈妈在家里准备一个体重秤，定期检测体重，并绘制体重记录表。

2

饮食均衡

本月保持和孕前一样的饮食，饮食均衡，不要暴饮暴食，也不要节食减肥。

3

体重波动不用担心

本月有些孕妈妈体重可能不仅不增长，反而减轻了，这是正常现象，不必担心。

4

根据医生建议调整体重

如果孕妈妈过胖或过瘦，要根据医生建议，适当减重或增重。

孕1月营养不胖饮食方案

孕1月，孕妈妈保证饮食营养全面、合理搭配即可，但要避免猛吃猛喝、营养过剩。

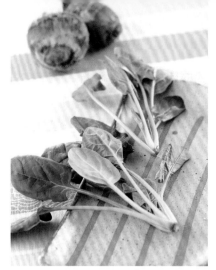

坚持补充叶酸，预防畸形

孕前要补充叶酸，孕后3个月内还要继续补充。此时所需要的叶酸量每天为0.4~0.8毫克，最高不能超过1毫克。如果孕妈妈在孕前并没有特别注意补充叶酸，那么此刻就需要开始补充叶酸了。一般来说，医生推荐的叶酸增补剂每片含0.4毫克叶酸，每天吃1片就足够。同时，孕妈妈也要适当吃一些富含叶酸的食物，比如绿叶蔬菜、水果、豆类及豆制品、动物肝脏、坚果等。

叶酸并非补得越多越好

在怀孕早期，叶酸缺乏会引起胎宝宝神经管畸形及其他先天性畸形或流产，也会引起孕妈妈巨红细胞性贫血。但是，过量摄入叶酸会导致某些进行性的、未知的神经损害的危险增加。孕妈妈每天摄入0.4~0.8克的叶酸，足以预防神经管畸形和其他生理缺陷。

绿叶菜中含有叶酸，是食补叶酸的好选择。

除了叶酸，吃其他保健品没必要

从备孕开始，有些社区就会免费发放叶酸片，孕妈妈怀孕后可继续服用。有些孕妈妈还是忧心忡忡，害怕自己缺乏某种营养素，因而买一些维生素片或保健品来吃，这是没有必要的。

蛋白质可以促进胎宝宝大脑的发育，所以，有些孕妈妈一怀孕就服用蛋白质粉，但这样反而会增加肾脏代谢负担，造成不必要的伤害。

准爸爸陪孕提醒： 如果孕妈妈还没有意识到要补叶酸就已经怀孕了，错过了补充叶酸的关键期也不用懊悔，从得知怀孕的时候开始补充叶酸也不晚。不必担心胎宝宝会发育不正常，因为并不是每一个人都缺乏叶酸的。

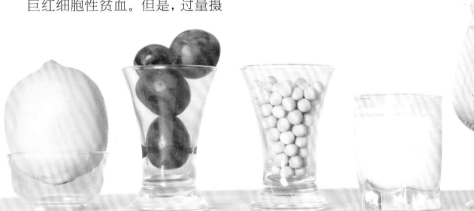

养成良好的用餐习惯

从孕早期开始，孕妈妈就要养成良好的用餐习惯。每日三餐的吃饭时间建议依次设定在早晨七点至八点、中午十二点至下午一点、晚上六点至七点，三餐之间适当安排两次加餐，可以吃些水果、坚果等，还可以喝些牛奶或蔬果汁等。这样既能适当补充能量，还有助于实现营养的均衡，也利于孕妈妈控制体重。

不宜全吃素食

有些女性担心身体发胖，很少吃荤食，怀孕后因为妊娠反应，就更不想吃荤食了。其实荤食中含有一定量的牛磺酸，孕期孕妈妈对牛磺酸的需求量比平时要多，又由于本身合成牛磺酸的能力有限，所以如果全吃素食，易造成牛磺酸缺乏。如果孕妈妈缺乏牛磺酸，胎宝宝出生后易患视网膜退化症。所以，孕妈妈要养成荤素搭配的良好饮食习惯。

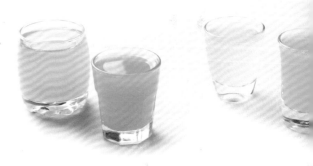

7535 千焦

这个月孕妈妈的体重增长不明显，几乎和孕前没有什么变化。不要过早进补，要控制好体重。应保证摄入 7535 千焦热量，以满足胎宝宝发育所需。

孕 1 月所需关键营养素

怀孕第 1 个月的营养素需求与孕前没有太大变化，如果孕前的饮食很规律，现在只要保持就可以了。但是毕竟已经开始孕育小宝宝了，孕妈妈应适当增加叶酸、卵磷脂和维生素 B_6 的摄取，以满足自身和胎宝宝的营养需求。

 维生素 C：孕早期适当补充维生素 C 可预防贫血，维持胎宝宝牙齿、骨骼的正常发育及造血系统的功能。

 叶酸：叶酸会影响胎儿神经系统的发育。若孕妈妈怀孕时缺乏叶酸，容易造成胎儿神经管的缺陷，增加唇裂（兔唇）发生的概率。

 维生素 E：如果孕妈妈缺乏维生素 E，容易引起胎动不安或流产后不易再怀孕，还可致毛发脱落、皮肤早衰多皱等症状。

 维生素 B_6：大多数孕妈妈会遭遇孕吐的困扰，而维生素 B_6 便是妊娠呕吐的"克星"。

 卵磷脂：卵磷脂能促进胎宝宝大脑记忆区神经细胞的形成及神经细胞间的联系，有利于宝宝以后的记忆。

 蛋白质：本月孕妈妈应注意补充蛋白质，每天在饮食中摄取 60~80 克，以保证受精卵的正常发育。

营养不超重食谱

孕 1 月，孕妈妈只要保证饮食营养均衡、全面，基本和孕前饮食保持一致就好，可以根据自己的食欲和喜好而定。

好吃不胖食材推荐

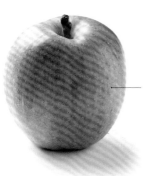

苹果 227 千焦[1]
苹果是一种低热量食物，其营养成分易被人体吸收。多吃苹果可增进记忆、提高智力。

莜麦菜 50 千焦
莜麦菜营养丰富，且热量低，孕早期食用，既满足营养需求，又不会增加热量。

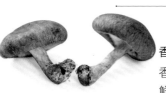

香菇 107 千焦
香菇肉质肥厚细嫩，味道鲜美，香气独特，是药食同源的食物。

Tips

▶ 孕 1 月饮食应保持与未怀孕时的饮食一致，不用过于补充营养。

注①②：本书所标记的热量均为 100 克可食用部分热量。

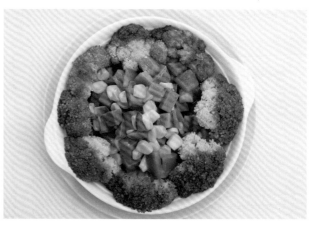

247 千焦[2] 彩蔬西蓝花

原料：西蓝花 150 克，胡萝卜粒、玉米粒、青椒粒各 50 克，盐、水淀粉各适量。

做法：①西蓝花择小朵和胡萝卜粒、玉米粒、青椒粒一同焯水。②油锅烧热，炒熟所有食材，加盐、水淀粉勾芡。③西蓝花围边，炒好的彩蔬浇入盘中。

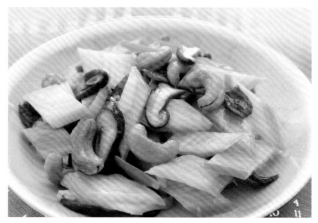

523 千焦 芥蓝腰果炒香菇

原料：芥蓝 150 克，香菇 4 朵，腰果、红椒片、盐各适量。

做法：①芥蓝洗净，去皮，切片；香菇洗净后切片；腰果洗净，沥干。②油锅烧热，小火放入腰果炸至变色；煸炒香菇片，加芥蓝片、红椒片翻炒至熟。

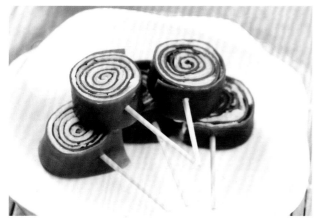

368千焦 海带鸡蛋卷

原料：海带 100 克，鸡蛋 2 个，生抽、醋、花椒油、香油、盐各适量。

做法：①海带洗净，切长条；鸡蛋摊成蛋皮。②海带煮 10 分钟后过凉水。③海带摊平，铺上蛋皮，沿边卷起，用牙签固定。④将所有调料调成汁同食。

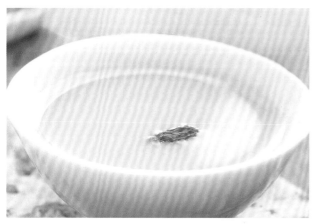

80千焦 山药枸杞豆浆

原料：山药 120 克，黄豆 40 克，枸杞子 10 克。

做法：①山药去皮，洗净，切块；黄豆洗净，浸泡 10 小时；枸杞子洗净，泡软。②将山药、黄豆、枸杞放入豆浆机中，加水至上下水位线之间，制成豆浆。

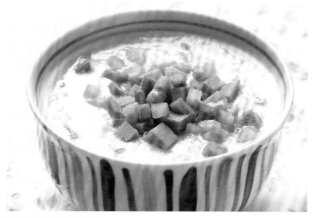

151千焦 奶酪蛋汤

原料：奶酪 20 克，鸡蛋 1 个，西芹 100 克，胡萝卜 1/4 根，高汤、面粉、盐各适量。

做法：①西芹和胡萝卜切丁；奶酪和鸡蛋一起打散，加适量面粉。②高汤烧开，加盐调味，然后淋入调好的蛋液。③锅烧开后，撒上西芹丁、胡萝卜丁做点缀。

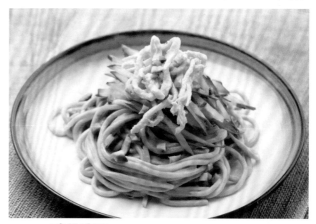

569千焦 鸡丝凉面

原料：面条 150 克，鸡丝 50 克，黄瓜丝、熟花生碎、芝麻酱、蒜末、醋、盐各适量。

做法：①芝麻酱、生抽、醋、盐、蒜末放入碗中，混合成酱汁。②将面条煮熟，过凉，沥干水分；将酱汁浇在面条上，放上黄瓜丝、鸡丝、熟花生碎即可。

孕1月瘦孕生活指南

孕1月,胎宝宝已"入住"孕妈妈腹中,大部分孕妈妈还不知道。此时的胎宝宝还不稳定,易引发流产,而在日常生活中有很多细节会被忽视,但这些细节往往对孕妈妈和胎宝宝的健康非常重要。

> **准爸爸陪孕提醒:** 提前戒烟、戒酒、戒药物,因为烟、酒、药物都会对胎宝宝的成长造成不良影响;同时也要像妻子一样,规律作息,均衡饮食。

要戒掉的不良习惯

孕妈妈和准爸爸从备孕时期就要戒烟、戒酒,怀孕后依然要坚持,尤其是在孕早期的胎宝宝神经发育阶段,更要注意。

此外,很多准爸爸在计划怀孕时能远离烟酒,可是一旦孕妈妈怀孕了,就不那么严格约束自己,开始偷偷吸烟、喝酒了。事实上,孕妈妈对烟味、酒味特别敏感。准爸爸应始终坚持戒烟、戒酒,另外,准爸爸还要检讨一下自己有没有别的不良习惯,例如不刮胡子、不注意卫生等,这些都可能对孕妈妈的健康和心情产生不利的影响。

怀孕了,远离二手烟的危害

二手烟防不胜防,下面这些措施可以帮助减轻影响:每次吸二手烟之后都立即洗脸和洗手,条件许可时还应立即洗头;每天睡觉前必须洗澡,换掉被二手烟污染的衣服并尽快清洗,避免将二手烟带到床上或扩大影响;清理充满二手烟的房间时要用拖把,而不是扫帚,必要时清洗一遍家具。合理膳食和加强运动也能降低二手烟对身体的伤害。

孕1月运动强度要小

虽然运动对孕妈妈和胎宝宝都很有益处,也有越来越多的孕妈妈开始加入到运动的行列中来了。但是需要注意的是,孕周不同,孕妈妈的身体状态也不同,运动强度和运动量相应地也不一样。孕1月,胎宝宝可能已经在孕妈妈的子宫里住下来了,为了胎宝宝的安全,孕妈妈的运动量需要适当减小,运动强度稍微降低,为刚刚到来的胎宝宝准备好温暖舒适的小窝。

适合孕1月的运动

此时,胚胎还没有着床,孕妈妈不能做剧烈运动,因此要避免频繁运动或做大幅度牵拉动作。但适当地运动对孕妈妈和胎宝宝都是有好处的。轻柔地运动,动作较缓慢、舒畅,非常适合孕早期的妈妈。

1	散步	散步是相对平和的运动,非常安全,适合孕1月的孕妈妈,它可以加强肠道蠕动,帮助消化,促进血液循环,增强心肺功能。
2	简单伸展操	无论是在家还是在办公室,随时随地都可以做。孕妈妈坐在椅子上,同时抬起双腿,膝盖不要弯曲,保持几秒;或者手臂打开呈一条直线,然后同时画圆圈;双手交叉相握,手臂上举过头顶,拉伸背部肌肉。这些小动作都可以活动关节,赶走疲惫。
3	慢舞	节奏舒缓、轻盈的舞蹈,不仅能活动筋骨,而且能够缓解不良情绪,使身心都得到放松。

良好的居室环境

有助于胎宝宝健康成长的居室应该整齐清洁、安静舒适、不拥挤、不黑暗、通风通气。保持20~22℃的温度及50%的空气湿度。居室中的一切物品设施要便于孕妈妈日常起居，消除不安全因素。孕妈妈还可以经常播放一些胎教音乐，利于优生。

此外，孕妈妈还可以选择自己喜欢的颜色来装饰居室，这样有利于心情舒畅，也能让胎宝宝感受到良好的情绪。

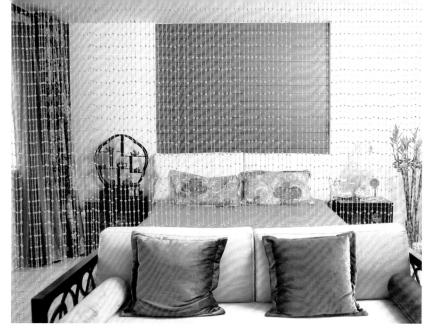

孕妈妈可以选择自己喜欢的颜色来装饰居室。

怀孕了，孕妈妈的变化

人体是非常神奇的，怀孕后孕妈妈的身体为了孕育胎宝宝会做出很多改变，这些改变可能会让刚怀孕的孕妈妈有些不适，不过绝大部分的孕妈妈都能慢慢适应。

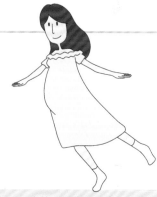

 停经：怀孕后身体最先通知孕妈妈的信号是停经，特别是平时月经周期规律的女性，如果月经延期超过1周以上，就应考虑是否已经怀孕。

 困倦、疲乏：怀孕后身体激素变化大，并且身体为了胎宝宝的发育，需要消耗比较多的能量，此时很多孕妈妈会感到疲惫乏力，精神不佳。

 情绪容易波动：怀孕后激素分泌的改变还会影响到情绪，所以孕妈妈的心情很可能一时晴，一时阴。遇事多看好的一面，尽量保持心情愉悦。

 乳房胀痛：怀孕后身体的激素分泌会让孕妈妈的乳房变大，开始为哺乳做准备。此时乳房会有刺痛感，乳头周围乳晕上的小颗粒也凸出来。

 基础体温升高：女性正常的基础体温呈双向曲线，排卵前较低，排卵后升高。如月经正常到来，基础体温会降低，但如果怀孕，基础体温升高后不再下降，并持续18天以上。所以观察基础体温变化，也是判断女性是否怀孕的方法之一。

孕1月巧运动不长肉

左右扭转操

应对孕期不适
- 缓解宫缩疼痛。
- 舒缓腰背部压力。

运动频率：
- 运动次数不限，有时间就可以做。

孕1月的前半个月，卵子和精子还分别处于备孕女性和备育男性的体内，这时可以适当做做左右扭转操，有助于增强盆底肌的柔韧性，还可以使子宫做好孕育宝宝的准备。

1 坐在地板上，或者床上（硬板床为宜），双腿平伸，双脚分开30°。双手平放于大腿上，后背挺直，全身呈放松状态。

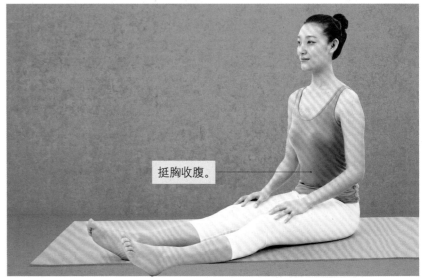

挺胸收腹。

2 吸气，双手左右平举与肩平，体会两臂拉伸的感觉。以腹部为点，上身向左转90°，依然保持背部挺直的状态，体会腹部被锻炼到的感觉。

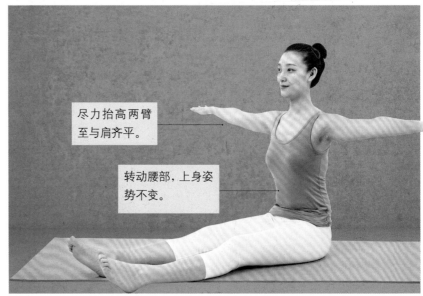

尽力抬高两臂至与肩齐平。

转动腰部，上身姿势不变。

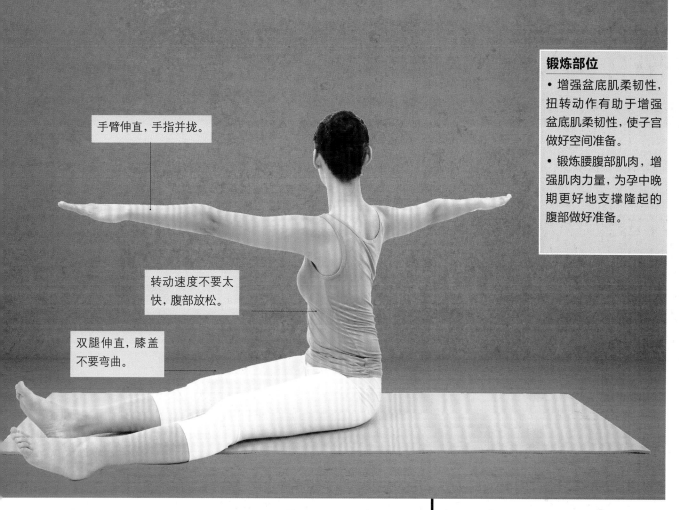

手臂伸直，手指并拢。

锻炼部位

• 增强盆底肌柔韧性，扭转动作有助于增强盆底肌柔韧性，使子宫做好空间准备。

• 锻炼腰腹部肌肉，增强肌肉力量，为孕中晚期更好地支撑隆起的腹部做好准备。

转动速度不要太快，腹部放松。

双腿伸直，膝盖不要弯曲。

3 使身体还原朝前，然后右转做相同动作，每次做 5~10 组。感觉胳膊太累时，可以把双手放在腰部，然后左右扭转，注意动作不宜太大，以免把腰部扭伤。要时刻保持腰背部挺直的状态，这样还会强健脊柱。

安全 Tips

扭转的幅度应根据自己的身体情况进行调节，以免过度扭转损伤脊椎。

不规范动作

不要含胸弓背，这样不但达不到锻炼效果，还会使背部劳累。腿部要放松，把注意力集中在腹部，感受腰腹部的力量。

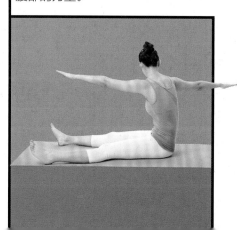

孕 2 月

　　孕 2 月，孕妈妈妊娠反应可能会比较强烈，身体会很不舒服。孕吐不期而至，这是正常的生理反应，孕妈妈切不可自行用止吐药止吐，这样会妨碍胎宝宝的生长发育。尿频也是孕妈妈常有的症状之一，孕妈妈要适量补充水分。若有尿意，尽量不要憋尿，以免造成尿路感染，加重尿频。此时，孕妈妈还不用做正式的产检，但在孕 7 周左右，孕妈妈可以进行 B 超检查，确认怀孕及排除异常妊娠情况。

产检合格，拿到瘦孕通行证

　　本月的检查需要进一步确认怀孕及排除宫外孕，除此之外，还可以通过超声检查（B 超）观察胎囊和胎心搏动。孕妈妈每次上医院产检，验尿、测体重、测血压、量腹围和宫高等，这些都是例行检查项目。孕妈妈在产检时可以提前了解一下产检需要检查的项目和注意事项，做到心中有数。

孕 2 月产检项目

产检项目	检查内容或目的	标准值
尿常规检查	• 便于医生了解肾脏的情况	• 正常：尿蛋白、尿葡萄糖及尿酮体均为阴性
血压检查	• 监测孕妈妈的血压值	• 收缩压（即高压）：90~140 毫米汞柱 • 舒张压（即低压）：60~90 毫米汞柱
超声波检查	• 通过超声波可计算出胎囊大小，根据胎宝宝头至臀部的长度值即可推算出怀孕周数及预产期，此外还能监测有无胎心搏动及卵黄囊等，及时发现胚胎的发育异常情况	• 胎心搏动在孕 6~8 周就可观察到 • 妊娠 6 周时胎囊直径约 2 厘米
血常规检查	• 检查是否有贫血	• 红细胞正常值：3~4.5 • 血细胞比容正常值：37%~48%
妇科产检	• 通过医生触摸观察子宫是否增大，是否变得柔软，宫颈是否着色发蓝，阴道黏膜是否充血并着色加深	• 子宫有柔软感即为正常
体重检查	• 随时监测体重增长情况	• 怀孕以后每周可增加 0.2 千克

　　注：以上产检项目可作为孕妈妈产检参考，具体产检项目以医院及医生提供的建议为准。

专家解读产检报告

本月的 B 超检查，孕妈妈要留意以下几个指标。

胎囊：只在孕早期出现，主要用于判定孕 7~12 周胎龄，位于子宫的宫底、前壁、后壁、上部或中部，形态圆形或椭圆形，清晰的为正常；不规则形、模糊，位于子宫下部的为异常。伴有腹痛或阴道流血时，则有流产的征兆。

胎芽：孕 2 月做 B 超检查，可以看到胎芽为正常。

胎心：孕 2 月，通过 B 超检测到胎心为正常。

胎盘：胎囊消失后，见到月牙形的胎盘形成为正常。往往看位置，从而预测顺产机会。

子宫：通过医生触摸或 B 超检查，可看到子宫是否增大，是否变得柔软。

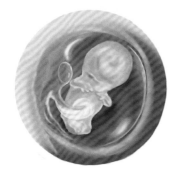

一次过产检，专家来支招

B 超检查

1 孕 1~2 月之前做超声波检查，需要孕妈妈憋尿，以便更好地看清子宫内的情况，过了 2 个月，就不需要憋尿了，在孕 3 个月后做 B 超检查时，要提前排空尿液。当医生需要给孕妈妈检查肝、肾、脾等脏器时，才需要事先憋尿。

2 检查时不需要空腹。

3 衣着宜宽松、易脱。宽松的衣物能节省时间，也能让孕妈妈本来紧张的心情放松下来。

4 孕妈妈不要吃易产气的食物，如牛奶、红薯等，避免进食后产生气体，阻碍超声波的穿透，造成所检脏器显像不清。

5 检查时应该以轻松的心态配合医生检查，过于紧张反而有可能影响检查的结果。

血压检查

一般血压有两个高峰，一个是在早上 6~10 点，另一个在下午 4~8 点，一般在这两个时间段量的血压数值较能反映自身血压的情况。孕妈妈一定不能忽略量血压这个检查，它是反映孕妈妈身体健康的重要指标。量血压时一定要放松，有些孕妈妈因为在医院里交各种费用而走来走去，或是来到医院感到紧张，使得量出来的血压有些失常。碰到这样的情况，孕妈妈应先休息 15 分钟，安静下来以后再进行测量。

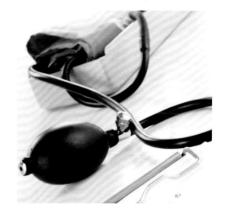

产检注意事项： 通过尿常规检查来检测孕妈妈的肾脏功能。女性的尿道口和阴道口比较近，如不注意的话，尿液往往会被白带污染，不能真实地反映尿液的情况，所以检查时需要留中段尿，这样得出的化验结果比较准确。

孕妈妈不用刻意追求体重增长，保持均衡饮食、良好心态即可。

孕 2 月体重管理

孕 2 月，一些孕妈妈因为严重的早孕反应，体重不增反降，此时孕妈妈不用刻意追求体重的增长，保证营养均衡的饮食，坚持锻炼、增强体质即可。

体重增加 1 千克很合适

本月孕妈妈的体重增加 1 千克左右是理想的，不过因为妊娠反应，本月对增加体重并不强求，只要胎宝宝的各项指标都在正常范围内就可以了。需要注意的是妊娠反应并不明显的孕妈妈，虽然胃口比其他孕妈妈较好，但也不能狂吃猛补，保证本月体重增加不超过 1 千克即可。

体重轻微降低很正常，不可大补

本月中，孕妈妈会出现妊娠反应，没有胃口、易恶心、吃了就吐，同时也会出现体重下降的情况，孕妈妈可不要先入为主地认为体重下降就是因为营养不够。孕妈妈出现妊娠反应，就会吃得相对较少，体重自然会有所下降，但这时的孕妈妈可不要盲目大补，只要在能吃的时候，摄入全面的营养就能保证自己和胎宝宝的健康。

体重减轻，需要吃保健品吗

有些孕妈妈发现自己出现孕吐、体重下降的情况，就怕胎宝宝的营养不够，觉得自己应该补充一些营养了。不过，对于大部分孕妈妈来说，这是完全没有必要的。

一般来说，只要孕妈妈脾胃功能良好，食欲正常，就应该在吃得好、吃得全、吃得可口上下功夫，注重日常生活中饮食的搭配和多样化，多吃新鲜蔬菜和水果，注意调养，这才是孕妈妈保健的重点，而绝不能单纯依靠保健品。

准爸爸陪孕提醒：妊娠反应是指在妊娠早期，由于体内 HCG 增多，导致的头晕、乏力、食欲不振或厌恶油腻、恶心、呕吐等一系列反应。孕妈妈和准爸爸不用紧张，只要保证清淡饮食，及时补充水分即可。

另外，各种滋补性药品都具有药的属性，经过人体内分解、代谢的过程，会产生一定的副作用，包括毒副作用和过敏反应。如果用之不当，会对孕妈妈和胎宝宝的健康造成一定的负面影响。

报个孕期体重班也不错

担心孕期体重超重，或者希望在孕期保持良好体形的孕妈妈，可以报个孕期体重班。在孕期体重班里，孕妈妈们可以交流经验，也可以起到互相督促的作用。体重班里设有多种课程，包括孕期营养、孕期各阶段饮食指导等。除此之外，还有多种孕期运动，包括游泳、瑜伽、体操等，饮食与运动相结合，能最大限度地让孕妈妈少长赘肉，而且还能使孕妈妈的身姿保持挺拔。

孕吐严重时，孕妈妈可去户外欣赏周边的景物，转移注意力。

孕吐厉害时不宜用运动来控制体重

孕妈妈孕吐厉害时不要强迫自己做运动，可以坐下来休息一会儿，看看周边赏心悦目的事物，也可以置身于户外的美景中，让自己静下心来，细细体会自然世界的美妙。待食欲好转后，孕妈妈可以吃一点儿东西，然后再散步回去，这样不但能起到锻炼效果，而且也是不错的胎教方式。如果孕妈妈这一天孕吐情况都很严重，也不用强迫自己非要进行运动，让自己感觉舒适即可。

孕2月体重计划

孕2月体重增长不宜超过1千克，孕吐严重的孕妈妈体重可能会减轻，一些很少孕吐、胃口好的孕妈妈，体重会有所增加。

1

记录饮食日记

记录下每日饮食情况，配合每天的体重记录能更有效地监测体重变化。

2

不勉强进食

不必强迫自己非要吃正常的一日三餐，可以在三餐之间吃一点坚果、水果。

3

要均衡饮食

每天食物品种最好不少于6种。

4

每天一个苹果

可以每天吃1个苹果，既可以缓解不良情绪，还对控制体重有帮助。

孕 2 月营养不胖饮食方案

孕 2 月和孕 1 月一样，体重增长也并不明显，而且随着身体中内分泌的变化，孕妈妈此时可能还会出现明显的孕吐。有的孕妈妈因为食欲缺乏，体重还会出现轻微下降的情况。

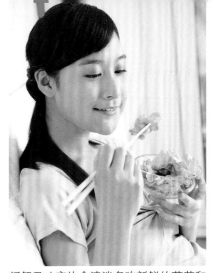

缓解孕吐宜饮食清淡多吃新鲜的蔬菜和水果。

体重下降别担心，饮食清淡是关键

早孕反应严重的孕妈妈，会出现体重下降的情况，不用担心，这是正常现象。此时多吃一些清淡、易消化的食物，既可以补充体力，又可以缓解孕吐。油腻、重口味的食物，可能会使孕吐加重。清淡、易消化的食物包括富含碳水化合物的主食或点心，如粥、面包干、馒头、苏打饼干、红薯等；富含维生素 C 的水果，如橙子、猕猴桃等；富含油脂的坚果，如葵花子、核桃等；高蛋白食物，如奶酪、牛奶、酸奶等。

同时还要注意各种营养成分的比例要搭配合理，新鲜的蔬菜和水果必不可少，尽量少吃或不吃腌制的食物。

5 种清淡又安胎的食物

从本月开始出现的孕吐情况导致孕妈妈不能好好地吃饭，看见油腻的食物就恶心。很多孕妈妈会因此更想要吃一些清淡开胃的食物，下面就给孕妈妈推荐几种清淡又安胎的食物。

1	香蕉	香蕉富含叶酸和维生素 B₆，有利于胎宝宝神经管的正常发育。
2	苹果	苹果富含锌，可预防胎宝宝体重过轻、发育停滞、中枢神经系统受损等。
3	嫩玉米	嫩玉米中所含的维生素 E 可预防习惯性流产、胎宝宝发育不良等。
4	鸡蛋	鸡蛋是孕妈妈安胎的理想食物，每天吃一两个即可。
5	鱼	鱼肉富含蛋白质、维生素以及氨基酸等营养素，是安胎的好食材，每周至少吃一次。

克服孕吐，能吃就吃

恶心、呕吐让孕妈妈觉得吃什么都不香，甚至吃了就吐。这种情况下，孕妈妈不用刻意让自己多吃些什么，只要根据自己的口味选择喜欢吃的食物就可以了。少吃多餐、能吃就吃，是这个时期孕妈妈饮食的主要方针。

多吃开胃清淡食物

孕早期是妊娠反应较严重的时期，孕妈妈可以多吃些开胃的清淡食物，有助于减轻孕吐。孕吐严重的孕妈妈，容易引起体内的水盐代谢失衡，要注意补充水分。为了减轻妊娠反应带来的恶心、厌食，可以通过变换烹饪方法和食物种类，采取少食多餐的形式，来保证孕妈妈营养的摄入。

准爸爸陪孕提醒： 孕妈妈这个月的妊娠反应会比较大，不喜欢荤腥油腻，喜欢吃素食。这种情况可以理解，但是孕期长期吃素会对胎宝宝的视网膜造成不利影响。

选自己喜欢吃的

在不影响营养的情况下，孕妈妈可以选择自己喜欢吃且有利于胎宝宝发育的食物。"专家说了，这个有营养，这个必须多吃"，如果专家推荐的全是自己平时不爱吃的，那就烦恼了。其实不必这样，选自己喜欢吃的，也不是孕期特别要忌口的食物就可以。只有胃舒服了，心情才能好。只要注意食物品种别太单一，别总是吃那"老几样"就可以了。

宜吃新鲜天然的酸味食物

不少孕妈妈在孕早期嗜好酸味食物，这是正常现象。酸味食物大约分为三类：第一类，发酵制品，如泡菜、酸菜等；第二类，人工酸味剂制作的糖果和饮料；第三类，天然水果，如柠檬、橙子等。在这三类食物中，应选用天然酸味的水果，营养丰富，尽量不食用前两类，这样既利于身体健康，又不用担心因食用大量糖果和饮料而变得肥胖。

7535 千焦

孕 2 月，孕妈妈同样不需要增加热量，每天摄取 7535~7953 千焦即可。孕妈妈如果早孕反应较严重，可以多吃些开胃的清淡食物，也可以通过采取少食多餐的形式，来保证自己和胎宝宝的营养需求。

孕 2 月所需关键营养素

这个月是胎宝宝器官形成的关键时期，尤其是脑部器官和神经系统开始发育，倘若营养供给不足，会引起胎宝宝生长迟缓、过小、畸形等问题。孕妈妈应多补充蛋白质、碳水化合物、脂肪、维生素和锌等矿物质。

 碳水化合物：碳水化合物是为人体提供能量的重要物质，可以防止孕妈妈因出现低血糖发生意外。

 叶酸：本月是胎宝宝神经系统形成和发育的关键期，叶酸要继续补充，并坚持每天补充。

 锌：锌缺乏，会对胎宝宝神经系统发育造成障碍，所以给胎宝宝补锌就显得很重要。

 维生素：维生素对保证早期胚胎器官的形成发育有重要作用，孕妈妈需特别多吃一些富含维生素的食物。

 脂肪：碘是甲状腺素组成成分。甲状腺素能促进蛋白质的生物合成，促进胎宝宝生长发育。

 蛋白质：本月对于蛋白质的摄入，不必刻意追求一定的数量，但要注意保证质量。

营养不超重食谱

　　孕 2 月，忽然而至的早孕反应明显。越是这个时候，孕妈妈越要注意饮食健康，尽量不要挑食，保持营养的全面和均衡，如果能在饮食中适当增加一些缓解孕吐的食材更好，如柠檬等酸味食物。

营养不胖食材推荐

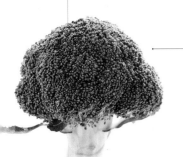

西蓝花 111 千焦

西蓝花营养高、热量低，富含多种矿物质、叶酸、蛋白质、膳食纤维，是管理体重时期的优选食材。

西红柿 62 千焦

西红柿不仅热量较低，而且口味甜美，除了适合瘦身之外，还对糖尿病、缺乏维生素等症状有食疗效果。

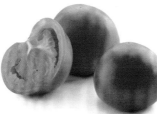

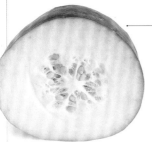

冬瓜 43 千焦

冬瓜具有利尿的功效，能排出水分，减轻体重。

Tips

❯ 不少孕妈妈在孕早期嗜好酸味的食物，但注意不能多吃。

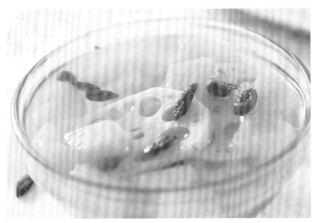

448 千焦 冰糖藕片

原料：莲藕 1 节，枸杞子 20 克，鲜菠萝块、冰糖各适量。

做法：①莲藕洗净，去皮，切片；枸杞子洗净。②把莲藕片、枸杞子、菠萝块、冰糖放入锅中，加适量清水，煮熟即可。

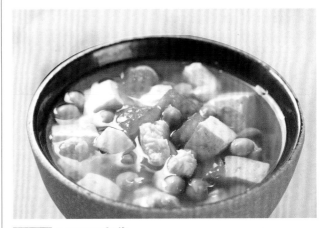

314 千焦 三丁豆腐羹

原料：豆腐 300 克，鸡胸肉、西红柿、豌豆各 50 克，盐、香油各适量。

做法：①豆腐切块，焯烫备用。②鸡胸肉、西红柿洗净，分别切丁。③将上述食材和豌豆放入锅中，加水大火煮沸后转小火煮 20 分钟，加盐、淋香油即可。

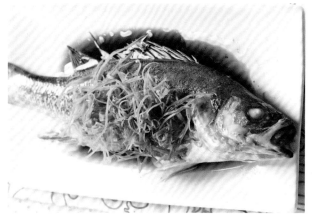

494 千焦 清蒸鲈鱼

原料：鲈鱼 1 条，盐、葱丝、料酒各适量。

做法：①将鲈鱼去鳞、鳃、内脏，洗净，两面划几刀，抹匀盐和料酒后放盘中腌 5 分钟。②将葱丝铺在鲈鱼身上，上蒸锅蒸 15 分钟即可。

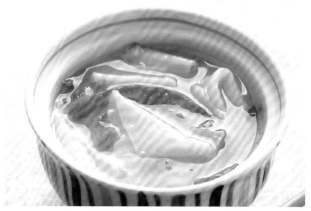

364 千焦 西红柿面片

原料：西红柿 1 个，面片 100 克，高汤、盐、香油各适量。

做法：①西红柿在开水中烫一下，去皮，切块。②锅中放油，油热后炒香西红柿，炒软后加入高汤烧开，加入面片煮 3 分钟。③加盐、香油调味即可。

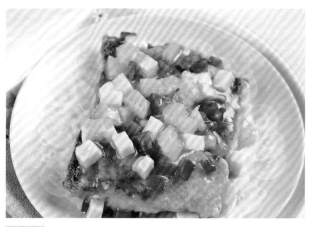

540 千焦 橙香鱼排

原料：鲷鱼 1 条，橙子 1 个，红椒丁、冬笋丁、盐、料酒、水淀粉各适量。

做法：①鲷鱼洗净，切大块，用盐、料酒腌 10 分钟，裹淀粉炸至金黄色；橙子取肉，切块。②锅中加橙肉块、红椒丁、冬笋丁，加盐、水淀粉勾芡，浇在鱼块上。

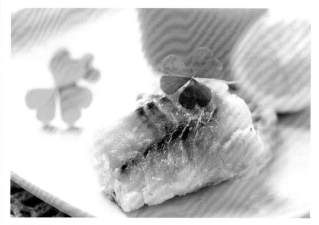

519 千焦 柠檬煎鳕鱼

原料：鳕鱼肉 1 块，柠檬 1 个，盐、鸡蛋清、水淀粉各适量。

做法：①柠檬洗净，去皮榨汁；鳕鱼肉洗净，切块，用盐、柠檬汁腌制片刻。②腌制好的鳕鱼块裹上鸡蛋清和水淀粉。③油锅烧热，放入鳕鱼肉块煎至两面金黄。

孕 2 月瘦孕生活指南

孕 2 月，一些孕妈妈因为严重的早孕反应，体重不增反降。此时孕妈妈不用刻意追求体重的增长，保证营养均衡的饮食，坚持锻炼、增强体质即可。

适量运动，应对早孕反应

孕 2 月，胎宝宝通过种种方法，提醒孕妈妈自己已经来了。孕妈妈已经得知了怀孕的好消息，事事都开始小心谨慎起来。此时胚胎着床还不稳定，而且孕妈妈还会有明显的孕吐反应，所以此时的运动宜舒缓，可以延续孕 1 月的运动方案，如散步、游泳、慢舞、孕妇瑜伽为主。

选择室内运动还是室外运动

孕妈妈在运动时要根据天气情况选择进行室内运动还是室外运动。天气状况良好时，要尽可能地进行室外运动。室外运动可以让孕妈妈晒晒太阳，补充维生素 D，有助于促进钙的吸收，降低孕妈妈患骨质疏松和胎宝宝患佝偻病的概率。此外，室外运动可以让孕妈妈呼吸到更多的新鲜空气，对心肺功能有很好的调节作用。而当遇到炎热、寒冷、刮风、雾霾或者雨雪等恶劣天气时，为了不中断运动，孕妈妈就要选择室内运动了。此时可以选择广播操、孕妇操或孕妇瑜伽等运动，适时适度，效果不减。

锻炼前先做热身运动

为确保孕妈妈和肚子里胎宝宝的安全，一般在锻炼前要先做一段热身运动，热身运动的主要目的是轻微加快心跳。热身有两方面好处：第一，能提高身体主要部位的温度；第二，能使更多的血液和氧气流向肌肉，从而使身体做好准备。轻微活动后的拉伸运动会使筋腱更灵活，因为它

准爸爸陪孕提醒： 安慰有妊娠反应的妻子，设法转移她对孕吐的注意力，让她保持心情舒畅。如果妻子妊娠反应严重，应当陪护她看医生。

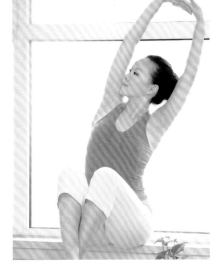

锻炼前先做热身运动有很多好处，可使运动效果更好，事半功倍。

提高了体温并增加了关节活动范围，从而可避免关节、韧带和肌肉损伤，更保证了胎宝宝在孕妈妈腹中不受伤害。一般运动大约需要 3 分钟，身体才会意识到它需要向肌肉运送多少血液。热身运动应持续 5~10 分钟，并应伴以主要肌肉群的拉伸运动。

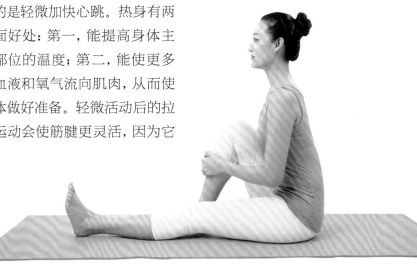

暂别性，只因爱得更深

　　孕妈妈在怀孕期间，受心理和内分泌的影响，性欲会有所下降。准爸爸应该体谅妻子，不要抱怨或责备。孕期的性生活是有讲究的，什么时候能进行，什么时候要禁止，过程中要注意什么都需要提前了解。在孕期，很多孕妈妈谈"性"色变，其实大可不必这样紧张。怀孕是生理现象，不是生病，只要了解孕期性生活的注意要点，适当进行亲密行为不仅对夫妻的感情生活有益，而且有益于胎宝宝的发育。需要注意的是，性生活只能在孕中期进行，且要使用安全措施，避免出现强烈宫缩和细菌感染等危险。

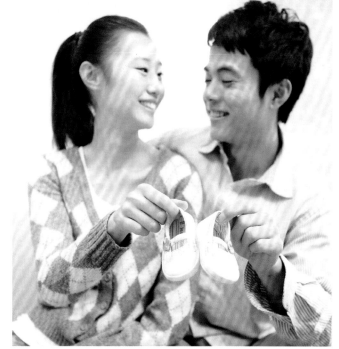

孕期夫妻应了解性生活对胎宝宝的影响，清楚知道什么时候可以进行性生活，什么时候要禁止。

4 种化妆品应远离

　　孕期为了胎宝宝健康，孕妈妈不宜浓妆艳抹。因为化妆品所含的铅、汞等有毒物质被孕妈妈的皮肤和黏膜吸收后，可通过胎盘屏障进入胎宝宝的血液循环，影响胎宝宝的正常发育。

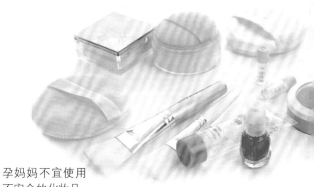

孕妈妈不宜使用不安全的化妆品。

 美白霜：很多具有美白作用的化妆品中含有铅。长期使用，铅透过皮肤进入体内，易对人体的消化道以及泌尿系统造成不可逆的伤害。

 指甲油：指甲油中有一种对人体有害的物质，这种物质进入孕妇体内，会增加流产或畸形胎儿的可能。

 口红：口红中有一种羊毛脂成分，会吸附空气中对人体有害的重金属微量元素。

 染发剂：染发剂中含有某些化学物质，不仅对人体健康有害，还可能导致生殖细胞变异。

算算跟宝宝见面的日子

确认怀孕后，孕妈妈就会关心：宝宝什么时候出生？宝宝的出生时间也就是预产期，是根据末次月经计算的，我们可以用公式推算，也可直接查预产期表得到答案。

公式推算

预产期月份：末次月经月份 -3(或 +9)。如果是在 3 月份以后，那么就在这个月份上 -3(相当于第 2 年的月份)；如果末次月经是在 3 月份之前，那么就在这个月份上 +9(相当于当年的月份)。

预产期日期：末次月经第一天日期 +7，如果得数 >30，那么将它 -30 后，得到的数就是预产期的日期，同时预产期月份应 +1。此方法只是大致算法，不绝对准确。

查预产期表

预产期是从末次月经第 1 天算起，共 280 天 (40 周)。这个日期是否准确，要看自身的月经周期是否遵守 28 天一个周期的规律。如果月经周期较短或较长，那么分娩的日期就可能提前或者推后。

推算出的预产期，只是一个参考数据，事实证明只有小部分的宝宝在这一天出生，大部分的宝宝都是在预产期前 2 周或后 2 周出生。

前面介绍的公式推算预产期的方法，并不考虑不同月份在天

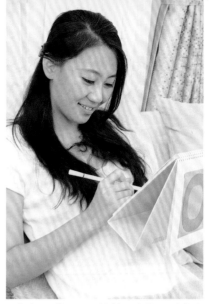

孕妈妈可借助日历推算预产期。时常拿出日历看看，数着宝宝来临的倒计时，使孕期生活充满了期待。

数上的差异，所以与接下来将要介绍的预产期表 (见下页) 的查询结果会稍有差异。

预产期表格可以协助孕妈妈方便地推算预产期。首先，在下页的表格中找出末次月经的第 1 天，先按左边第 1 列第 1 行的月份找出末次月经的月份，然后再沿着横列找出末次月经第 1 天的日期，再看它下面的数字，就能估算出胎宝宝的出生日期。

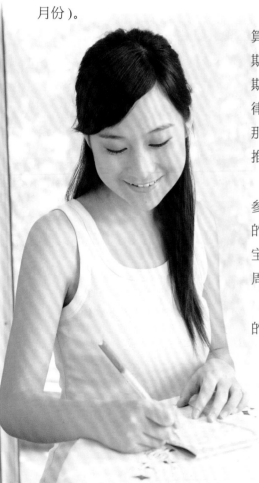

孕妈妈还可以查阅预产期表了解预产期。

注：公式推算和预产期表都只是作为估算预产期的方法，不绝对准确，仅作为大致估算预产期的参考。

预产期表

第 1 行为末次月经的月份和日期；第 2 行对应的即为预产期的月份和日期。例如：如果末次月经第 1 天为 2 月 20 日，则宝宝预产期是 11 月 27 日。

1 月	1	2	3	4	5	6	7	8	9	10	11	12	13	14	15	16	17	18	19	20	21	22	23	24	25	26	27	28	29	30	31
10 月	8	9	10	11	12	13	14	15	16	17	18	19	20	21	22	23	24	25	26	27	28	29	30	31	1	2	3	4	5	6	7

2 月	1	2	3	4	5	6	7	8	9	10	11	12	13	14	15	16	17	18	19	20	21	22	23	24	25	26	27	28
11 月	8	9	10	11	12	13	14	15	16	17	18	19	20	21	22	23	24	25	26	27	28	29	30	1	2	3	4	5

3 月	1	2	3	4	5	6	7	8	9	10	11	12	13	14	15	16	17	18	19	20	21	22	23	24	25	26	27	28	29	30	31
12 月	6	7	8	9	10	11	12	13	14	15	16	17	18	19	20	21	22	23	24	25	26	27	28	29	30	31	1	2	3	4	5

4 月	1	2	3	4	5	6	7	8	9	10	11	12	13	14	15	16	17	18	19	20	21	22	23	24	25	26	27	28	29	30
1 月	6	7	8	9	10	11	12	13	14	15	16	17	18	19	20	21	22	23	24	25	26	27	28	29	30	31	1	2	3	4

5 月	1	2	3	4	5	6	7	8	9	10	11	12	13	14	15	16	17	18	19	20	21	22	23	24	25	26	27	28	29	30	31
2 月	5	6	7	8	9	10	11	12	13	14	15	16	17	18	19	20	21	22	23	24	25	26	27	28	1	2	3	4	5	6	7

6 月	1	2	3	4	5	6	7	8	9	10	11	12	13	14	15	16	17	18	19	20	21	22	23	24	25	26	27	28	29	30
3 月	8	9	10	11	12	13	14	15	16	17	18	19	20	21	22	23	24	25	26	27	28	29	30	31	1	2	3	4	5	6

7 月	1	2	3	4	5	6	7	8	9	10	11	12	13	14	15	16	17	18	19	20	21	22	23	24	25	26	27	28	29	30	31
4 月	7	8	9	10	11	12	13	14	15	16	17	18	19	20	21	22	23	24	25	26	27	28	29	30	1	2	3	4	5	6	7

8 月	1	2	3	4	5	6	7	8	9	10	11	12	13	14	15	16	17	18	19	20	21	22	23	24	25	26	27	28	29	30	31
5 月	8	9	10	11	12	13	14	15	16	17	18	19	20	21	22	23	24	25	26	27	28	29	30	31	1	2	3	4	5	6	7

9 月	1	2	3	4	5	6	7	8	9	10	11	12	13	14	15	16	17	18	19	20	21	22	23	24	25	26	27	28	29	30
6 月	8	9	10	11	12	13	14	15	16	17	18	19	20	21	22	23	24	25	26	27	28	29	30	1	2	3	4	5	6	7

10 月	1	2	3	4	5	6	7	8	9	10	11	12	13	14	15	16	17	18	19	20	21	22	23	24	25	26	27	28	29	30	31
7 月	8	9	10	11	12	13	14	15	16	17	18	19	20	21	22	23	24	25	26	27	28	29	30	31	1	2	3	4	5	6	7

11 月	1	2	3	4	5	6	7	8	9	10	11	12	13	14	15	16	17	18	19	20	21	22	23	24	25	26	27	28	29	30
8 月	8	9	10	11	12	13	14	15	16	17	18	19	20	21	22	23	24	25	26	27	28	29	30	31	1	2	3	4	5	6

12 月	1	2	3	4	5	6	7	8	9	10	11	12	13	14	15	16	17	18	19	20	21	22	23	24	25	26	27	28	29	30	31
9 月	7	8	9	10	11	12	13	14	15	16	17	18	19	20	21	22	23	24	25	26	27	28	29	30	1	2	3	4	5	6	7

孕 2 月巧运动不长肉

骨盆摇摆

孕 2 月依然以轻柔或修复性的练习为主，这套骨盆摇摆运动，可以增加骨盆区域供血，给孕妈妈的身体带来活力，还可以缓解下肢的血液循环，有预防静脉曲张的作用。

应对孕期不适
- 锻炼骨盆，增强骨盆肌力量。

运动频率：
- 运动次数不限，只要有时间就可以做。

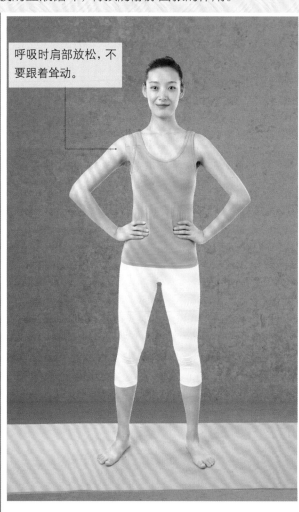

呼吸时肩部放松，不要跟着耸动。

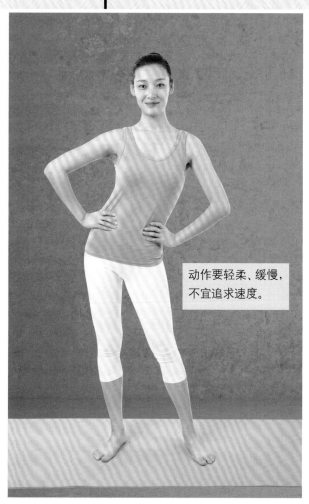

动作要轻柔、缓慢，不宜追求速度。

1 双脚分开略宽于肩膀，双手放在骨盆两侧，身体直立。感觉自己像一棵树一样挺拔直立，保持均匀呼吸。

2 随着自己的呼吸节奏扭动骨盆，顺时针方向画圈，保持节奏稳定、呼吸均匀，10 圈后换反方向再做 10 圈。

双膝靠胸运动

双膝靠胸运动，可以锻炼腿部，多做此运动不但有利于腿部血液循环，还有利于小腿和大腿的强健。十月怀胎，随着腹部的不断增大，腿部的压力也会逐渐增大，为了适应胎宝宝的生长，孕妈妈应加强锻炼。

应对孕期不适

- 防止静脉曲张。
- 有利于腿部血液循环，有利于大腿和小腿的强健。

运动频率：

- 坐在床上时，每天可以做四五次。

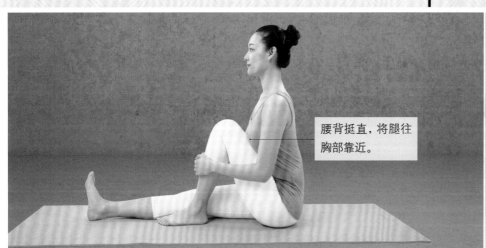

腰背挺直，将腿往胸部靠近。

锻炼部位

- 增强盆底肌柔韧性，扭转动作有助于增强盆底肌柔韧性，使子宫做好空间准备。
- 锻炼腰腹部肌肉，增强肌肉力量，为孕中晚期更好地支撑隆起的腹部做好准备。

1 双腿向前伸直，坐于床上或垫子上，背部挺直。弯曲左膝，并用双手抱住，慢慢向胸部靠近，然后还原。

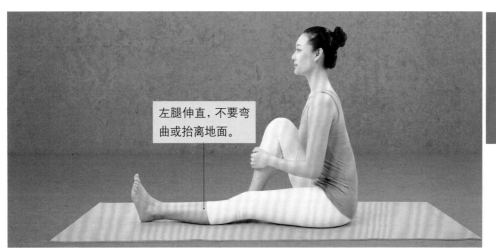

左腿伸直，不要弯曲或抬离地面。

安全 Tips

孕妈妈在进行孕期运动的过程中要注意安全，如果出现腹痛、流血，应立即停下休息，情况严重无法缓解时，应立即就医。

2 弯曲右膝，做相同动作，每组做 4 次，每次 5 分钟。

孕3月

此时受精卵在子宫内着床时间尚短，还没有形成牢固的连接，胎盘也还未完全形成，非常容易流产，孕妈妈一定要调整一些日常生活细节，确保胎宝宝健康生长。

产检合格，拿到瘦孕通行证

本月，孕妈妈就进入了正式产检的程序。在孕12周时，孕妈妈会进行第1次正式产检，此次产检的项目比较全，也比较多，孕妈妈可以提前了解产检的项目和注意事项，有助于轻松完成产检。需要提醒的是，有时候产检的项目比较多，排队又要等很长时间，准爸爸最好能一起去，在缓解孕妈妈紧张情绪的同时，还能帮孕妈妈带上小零食和水，以便孕妈妈及时补充能量。

孕3月产检项目

产检项目	检查内容或目的	标准值
血常规检查	• 如果孕妈妈贫血，不仅会出现产后出血、产褥感染等并发症，还会殃及胎宝宝，例如易感染、抵抗力下降、生长发育落后等	• 血红蛋白计数：110~150克/升
乙肝六项检查	• 乙肝病毒携带者孕妈妈所生的婴儿，出生1年内将有25%~40%的概率成为乙肝病毒携带者。若女方是表面抗原阳性，通过婚前卫生指导，告知其怀孕后进行乙肝"三阻断"，可以有效地预防母婴传播，从而将母婴乙肝病毒感染率降低2/3	• 表面抗原(HBsAg)，阴性；表面抗体(抗-HBs)，阴性(打过预防针的表面抗体会呈阳性，为正常)；e抗原(HBeAg)，阴性；e抗体(抗-HBe)，阴性；核心抗体IgG(抗-HBc-IgG)，阴性；核心抗体IgM(抗-HBc-IgM)，阴性
尿常规检查	• 便于医生了解肾脏的情况	• 正常：尿蛋白、尿葡萄糖及尿酮体均为阴性
体重检查	• 如果体重增长过快，医生就会给孕妈妈开出控制饮食的方案，当然如果体重增长过少，医生也会建议孕妈妈多补充些营养	• 最理想的怀孕体重是在怀孕的前3个月以内增加2千克
多普勒听胎心音	• 怀孕第12、13周时，已经能听胎心音	•120~160次/分
"四毒"检查	• 检查内容包括：风疹病毒、巨细胞病毒、弓形虫病毒、单纯疱疹病毒	• 正常：均为阴性
艾滋病病毒检查	• 孕妈妈感染艾滋病，病毒可以通过胎盘传染胎宝宝或分娩时经产道出生后经母乳传染新生儿	• 正常：阴性
梅毒血清学检查	• 预防梅毒造成流产、早产、新生儿先天性梅毒	• 正常：阴性

注：以上产检项目可作为孕妈妈产检参考，具体产检项目以医院及医生提供的建议为准。

专家解读产检报告

此次产检要进行一次抽血，目的是检查有无传染病、肝肾功能有无不全以及是否贫血等。如果发现红细胞和血红蛋白的数量减少到一定程度，则为贫血。报告单上箭头朝下，表明低于正常值；箭头朝上则表明高于正常值。

此外，在抽血检查中还会检查孕妈妈的抗体三项，即梅毒螺旋体抗体、艾滋病抗体和丙型肝炎抗体，化验单上通常会用字母标注，梅毒螺旋体抗体为 TP-Ab；艾滋病为 HIV，丙型肝炎则为 HCV。正常为抗体阴性，检查单上会有"–"或者"阴性"标注，如果出现抗体阳性，通常会标注为"+"或者"阳性"，阳性则意味着可能有病毒感染，医生会解释或提出解决办法。

一次过产检，专家来支招

抽血的前一天，孕妈妈最好洗个澡或将双手手臂洗干净，这样抽血时，消毒会更好，可避免伤口感染。抽血当天，不要穿袖口过紧的衣服，可避免抽血时衣袖卷不上来，或抽血后衣袖过紧引起手臂血管血肿。对不同的化验项目要问清医生，区别对待。

此次抽血需要空腹，孕妈妈尽量将产检安排在上午，最好带些面包、牛奶等食物，以便抽血后补充能量。另外，空腹血通常是指清晨未进餐，距前一餐 8~12 小时抽的血。抽血前 2 天最好不要进行持续时间较长、动作强度较大的运动，如长跑、骑车等，否则对化验结果影响较大。

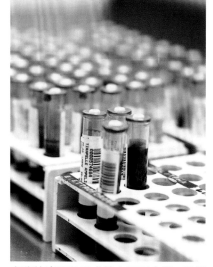

有些检查项目要求抽血需要空腹，孕妈妈抽血前不要吃早餐，可在包里带一些吃的，在抽血后及时补充能量。

抽血前别大量服用维生素，否则会导致一些结果失真。指尖采血适用于血量小于 0.1 毫升的检验项目，如末梢血糖等。通常选择左手无名指指尖的侧面，因为这个部位的毛细血管比较丰富，而且采血后对手部活动的影响较小。

检验报告单

乙肝五项（免疫），丙肝抗体，梅毒快速血浆反应素

姓名 NAME: 王某	性别 SEX: 女	年龄 AGE: 25 岁	临床诊断 CLI.IMP:	编号 LAB.NO: 20121212	R 20 R 97
科别 DEPT: 0	床号 BED NO:		住院/门诊号 I.P./O.P.NO: 000500	标本 SPECI.:	

分析项目		结果	参考范围	单位
乙肝表面抗原	HBsAg	阴性(-) 0.426	<1COI	
乙肝表面抗体	HBsAb	阳性(+) 446.7	<10IU/I	
乙肝e抗原	HBeAg	阴性(-) 0.073	<1COI	
乙肝e抗体	HBeAb	阴性(-) 1.430	>1COI	
乙肝核心抗体	HBcAb	阴性(-) 1.810	>1COI	
丙肝抗体	抗-HCV	阴性(-) 0.095	<1	
梅毒快速血浆反应素	RPR	阴性(-)	阴性(-)	

孕 3 月体重管理

孕吐严重的孕妈妈体重也许还处于负增长状态，不要着急，随着孕吐的减轻，食欲慢慢恢复后，体重就开始慢慢增加了。本月孕妈妈要坚持多样补充、足量补充和优质补充的饮食原则。

关注体重变化

到本月末，孕妈妈的体形不会有明显改变，可能自己也没有察觉到体重增加，有些孕妈妈还会出现体重不升反降的情况，不用过分担心，维持营养均衡就可以了。如果孕妈妈孕吐症状不严重，可以正常进食、补充营养，那么就要更关注自己的体重了。

孕妈妈可以开始每天记录早、中、晚餐的饮食内容，帮助自己了解一天中所吃进的食物。记录饮食日记要长期坚持，每天动动笔，通过记录饮食日记，反省自己每顿饭或者每天是否吃得营养均衡，食量是多了还是少了，以此来达到控制体重、保健的双重目的。

体重增加 0.5 千克很合适

本月孕妈妈体重增加 0.5 千克左右是很理想的，不过因为早孕反应的影响，本月对体重仍不强求，只要胎宝宝的各项指标都在正常范围内就可以了。需要注意的是早孕反应并不明显的孕妈妈，虽然胃口较其他孕妈妈好，但也不能狂吃猛补，保证本月体重增加不超过 1 千克即可。

孕妈妈散步有讲究

饭后散步：可以在饭后休息十几分钟，然后邀上准爸爸或家人一起去散散步。注意步伐不要太大，双臂自然摆动，自我感觉舒适就好了。如果所处环境空气很好，可以试着深呼吸，将足够的氧气从鼻子吸进肺部，可锻炼将来分娩时所需要的呼吸技巧。

快慢结合：孕妈妈在散步时可以有意识地这样做，首先，慢慢地走动热身，大概 10 分钟就好。

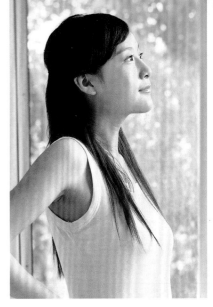
孕妈妈运动时要注意劳逸结合，避免劳累和心跳过快。

然后，步伐可稍微加快点，走一两分钟即可。再快步行走 2 分钟左右。就这样循环走步，结束之前最后慢走 5 分钟。坚持时间长了，可以锻炼腿部肌肉力量，帮助自然分娩。

加上肢体动作：在进行快慢结合的散步时，孕妈妈可以在此基础上适当添加肢体动作，加强全身肌肉的运动。比如，每做完一个快慢结合的动作，然后双腿打开至臀宽，手臂抬起与肩膀同宽，手臂向前伸直，再向下匀速下蹲 3~5 次。或者，一手叉腰，另一只手向前伸，上半身向叉腰的那一侧慢慢转去。

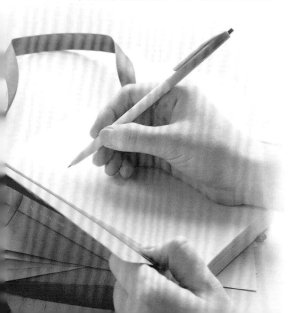

孕 3 月体重计划

孕 3 月体重增长不宜超过 1 千克，如果体重减轻要分析原因，看是不是早孕反应所致，如果不是，可适当增加饮食。

① 保证脂类食物摄入

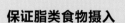

体重正常的孕妈妈不必过于限制脂肪摄入，但要保证脂类食物品种多样化。

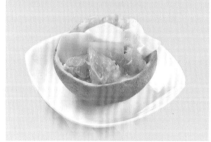

② 换掉热量偏高的早餐

早餐可以用包子、鸡蛋饼代替油条，健康、营养不增重。

③ 做舒缓轻柔的运动

适当做一些舒缓轻柔的瑜伽动作有利于控制体重。

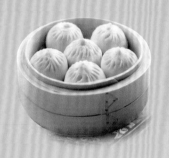

④ 坚持运动

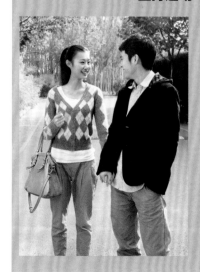

坚持工作的孕妈妈，在上下班的过程中及工作中来回走动也是运动，可以请准爸爸帮忙监督体重计划的执行。

⑤ 分析孕 2 月的体重记录

如果体重增加超过 1 千克，就要在保证其他营养素正常摄取的同时，减少摄入热量高的食物。

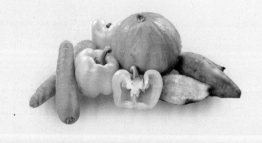

孕 3 月营养不胖饮食方案

孕 3 月，很多孕妈妈在孕 2 月出现的乏力、身体不适、恶心呕吐等情况在本月仍将继续，不过即便早孕反应比较厉害，孕妈妈也应适当、均衡地补充营养，因为胎宝宝仍然在不断地发育着。

孕吐期间不要过分控制体重

孕吐反应期间，孕妈妈不用过分地控制体重，只要能吃下去就可以。可多吃一些清淡、易消化的食物，既可以补充体力，又可以缓解孕吐。油腻、重口味的食物要少吃，避免加重孕吐反应。更不要想着为了胎宝宝的营养需要，强迫自己去吃不想吃的食物，这样只会适得其反。另外这个阶段一定不能通过运动来控制体重，剧烈的运动一定要禁止。

天气好时，孕妈妈可以到公园散散步，或者做做孕期体操，以不觉劳累为宜，通过身体活动来减轻孕吐的影响，从而增加食欲，为自己和胎宝宝补充足够的营养。

体重下降，不要盲目增肥

孕早期，孕妈妈通常都会受到妊娠反应的影响，出现体重不升反降的情况。孕妈妈不要盲目认为怀孕就应该长胖，要先了解自身的状况，了解这一时期体重下降的原因，以及是否会对自己

和胎宝宝有不好的影响。

这个时候孕妈妈想要保持体重，就应该吃些口感清爽、高营养的食物，如鸡丝面、鸭肉粥等，而牛排、乳酪蛋糕等易加重孕吐情况的油腻食物就不适宜本月的孕妈妈食用了。

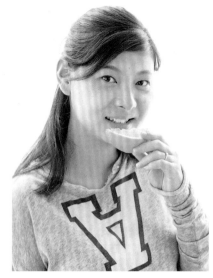

孕吐期间，孕妈妈可吃酸味水果，如橙子，来缓解一下。

健康增重有方法

本月，很多孕妈妈的体重会减轻，此时并不强求孕妈妈体重增加多少，只要保证胎宝宝正常发育即可。但如果体重减轻太多，孕妈妈可以尝试下面这几点方法，让自己增加体重。

1	适当吃零食	可以适当吃一些坚果类的零食，既可以帮助孕妈妈增重，又能保证营养。
2	增加主食	增加主食量，有助于补充碳水化合物，为孕妈妈和胎宝宝提供能量。
3	三餐之外加餐	每天吃 5 餐，加餐宜选用牛奶、酸奶、鸡蛋等富含蛋白质的食物。
4	要吃肉	孕妈妈每天都要吃一些肉，最好每天食用量达到 200 克以上。

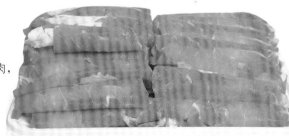

孕妈妈在孕期要吃肉，以保证营养均衡。

避免吃高脂肪、油腻食物

引起肠胃不适的最常见原因是消化不良，孕妈妈只要减少高脂肪、油腻食物的摄取，避免辛辣食物和含有咖啡因的饮料，增加高膳食纤维食物的摄取，如玉米、糙米、燕麦、荞麦等，同时，吃容易消化的禽类或者鱼肉，多吃蔬菜、水果，便可以减轻消化不良引起的便秘问题。

不要吃生食和不新鲜的食物

有些孕妈妈喜欢吃寿司、生鱼片，那么怀孕之后就应该戒掉了。生鱼、生肉、生鸡蛋以及未煮熟的鱼、肉、蛋等食物，不仅营养不易吸收，而且可能存在未被全部杀死的细菌，会对孕妈妈和胎宝宝的健康造成威胁。除此之外，孕妈妈也不宜吃不新鲜的食物、不能确认种类的野生菌类，以及变质或久放的水果、蔬菜等。在饮食上把好关，才能孕育出健康宝宝。

7535 千焦

孕3月，孕妈妈的早孕反应仍然严重，体重可能仍处于负增长状态。孕妈妈不必盲目追求恢复体重，每天均衡饮食，保证摄取热量7535~7953千焦，以满足自己和胎宝宝日常活动及发育所需即可。

孕 3 月所需关键营养素

本月虽然也是胎宝宝发育的关键期，但是由于胎宝宝体积尚小，所需的营养素不是很多，这个时期孕妈妈的营养需求应该以质取胜，而不是量。孕妈妈可重点补充多种维生素和矿物质，尤其要补充维生素 A、维生素 B_{12} 和铁、铜等。

DHA：孕妈妈如果缺少 DHA，会对胎宝宝大脑及视网膜的形成和发育产生不良影响，孕妈妈可以多吃核桃、鱼等富含不饱和脂肪酸的食物。

维生素 A：可保证胎宝宝上皮组织、眼部的正常发育，维生素 A 多存在于肉类中，素食孕妈妈需要注意补充。

维生素 B_{12}：对胎宝宝神经发育有帮助，孕妈妈每天宜摄入维生素 B_{12} 三四微克。

铁：缺乏铁元素会导致孕妈妈贫血、免疫力低下，也有可能导致胎宝宝生长发育迟缓。

铜：如果孕妈妈体内缺铜，会影响胎宝宝的正常发育与健康。每天补充量为 2 毫克。

镁：镁有利于骨骼和肌肉的发育，因此对本月胎宝宝骨骼的正常发育有很重要的意义。

营养不超重食谱

这个月是胎宝宝脑细胞发育非常活跃的时期，孕妈妈应适当摄取有益于促进大脑发育的食物，黄豆、芝麻、萝卜、菠菜、葵花子、虾、鱼类等都是不错的选择。

营养不胖食材推荐

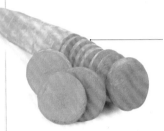

胡萝卜 130 千焦
胡萝卜含有碳水化合物和膳食纤维，可以增加饱腹感，有助于控制体重。

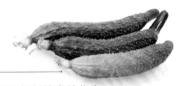

黄瓜 67 千焦
黄瓜不仅热量低，还可抑制糖类转化为脂肪，肥胖的人常吃黄瓜有减肥的效果。黄瓜还含有膳食纤维，可促进胃肠蠕动，增加排便，降低胆固醇的吸收。

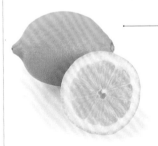

柠檬 151 千焦
柠檬含柠檬酸、苹果酸等有机酸，摄入后可以抑制脂肪积聚，预防肥胖。

Tips

> 不少孕妈妈在孕早期嗜好酸味的食物，但注意不能多吃。

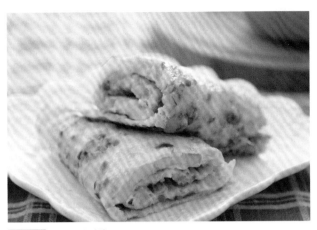

611 千焦 土豆蛋饼

原料：土豆 2 个，鸡蛋 3 个，洋葱半个，盐适量。

做法：①土豆洗净，蒸熟后去皮，切丁，撒盐调味；鸡蛋打散；洋葱洗净，切碎。②油锅烧热，炒香洋葱，倒入蛋液，加入土豆丁。③中火加热至蛋液凝固后调小火，将蛋饼煎至金黄色盛出，凉温切小块即可。

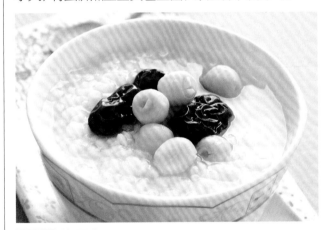

289 千焦 养胃粥

原料：大米 50 克，红枣 4 颗，莲子 20 克。

做法：①莲子用温水泡软、去心；大米淘洗干净；红枣洗净。②三者同入锅内，加清水适量，大火煮开后，小火熬煮成粥。③依个人口味可用盐或者蜂蜜调味，早晚食用。

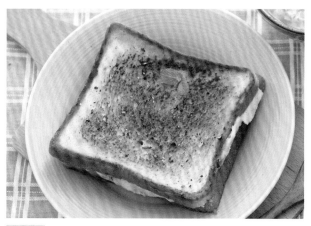

289千焦 **牛油果三明治**

原料：吐司 2 片，奶酪 1 片，牛油果 1 个，柠檬汁、橄榄油各适量。

做法：①牛油果去核取肉，切丁，与柠檬汁、橄榄油打成泥状，制成牛油果酱。②用吐司机将吐司加热至两面金黄。③将牛油果酱与奶酪夹在 2 片吐司间即可。

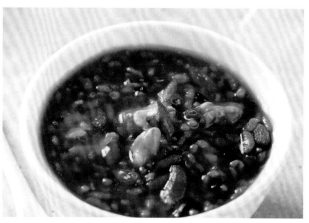

180千焦 **核桃仁紫米粥**

原料：紫米、核桃仁各 50 克，枸杞子 10 克。

做法：①紫米洗净，用清水浸泡 30 分钟；核桃仁拍碎；枸杞子拣去杂质，洗净。②将紫米放入锅中，加适量清水，大火煮沸，转小火继续煮 30 分钟。③放入核桃仁碎与枸杞子，继续煮至食材熟烂即可。

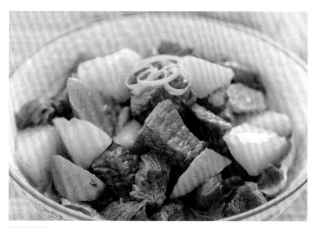

427千焦 **土豆炖牛肉**

原料：牛肉 200 克，土豆 2 个，胡萝卜 1 根，姜片、葱丝、生抽、料酒、白糖、盐各适量。

做法：①牛肉切块，氽水；土豆、胡萝卜洗净，切块。②油锅烧热，爆香姜片，放牛肉块、生抽、料酒、白糖炒匀，加土豆块、胡萝卜块和水炖熟，放盐和葱丝。

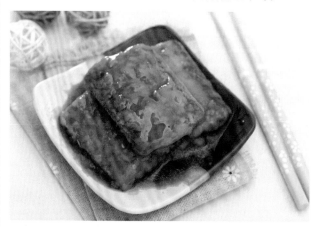

733千焦 **红烧带鱼**

原料：带鱼 1 条，葱花、姜片、蒜片、醋、酱油、料酒、盐、白糖各适量。

做法：①带鱼洗净，切段，炸至两面浅黄色。②油锅烧热，煸香葱花、姜片、蒜片，加料酒、酱油、白糖、醋、盐及水，烧开，放入带鱼，转小火慢炖，待鱼熟透即可。

孕 3 月瘦孕生活指南

这个月，有些孕妈妈的妊娠反应比较强烈，情绪也容易激动，易怒或多愁善感，出现晨昏乏力、身体不适、恶心呕吐等情况，对这些会影响胎宝宝健康的生活细节，孕妈准爸千万不能忽略。

体重不增反降，对宝宝有影响吗

随着胎宝宝的生长，孕 3 月的孕妈妈体重通常会比孕前略有增长，但有的孕妈妈因为早孕反应严重，食欲缺乏，也会出现体重不增反降的情况。遇到这种情况，只要孕妈妈没有出现明显的营养不良症状，就不需要采取特殊措施。待孕妈妈度过这段早孕反应期，胃口渐好时，适当增加营养摄入，体重很快就会增上来。

不必担心长得太快

怀孕前 3 个月的孕妈妈体重一般不会发生较大的变化，所以在孕 3 月大多数孕妈妈都不必担心体重增长过快。由于此时还有孕吐反应，孕妈妈不必在饮食上过于在意，想吃什么就吃什么，在能吃的时候，尽量多吃一些，以免孕吐来了，什么都吃不下。

如果有个别孕妈妈在孕 3 月中体重增长很快，那么就要控制下饮食，每天吃完晚饭后，散步 1 小时，以控制体重增长速度。

孕早期出现这些情况需要就医

孕早期胎盘没有巩固，胎宝宝对来自各方面的影响特别敏感，一旦出现以下异常情况，孕妈妈需要第一时间就医。

剧吐：持续出现恶心、频繁呕吐、不能进食、明显消瘦、自觉全身乏力等症状，就必须就医。剧吐会影响孕期的营养吸收，引起血压下降、尿量减少、脱水、电解质紊乱等不良反应，严重时会损害肝肾功能，影响胎宝宝的营养吸收和生长发育。

腹痛：孕早期出现腹痛，特别是下腹部痛，首先应该想到是否为妊娠并发症。如果症状是阵发性小腹痛，伴有见红，可能是先兆流产；如是单侧下腹部剧痛，伴有见红及昏厥，可能是宫外孕。如果孕期出现上述两种腹痛，一定要及时去医院治疗，盲目采取卧床保胎的措施是不可取的。

见红流血：少量断断续续的流血称见红，如有见红但无腹痛，可以先卧床休息。如休息后见红仍不止或反而增多，应立即去医院检查胚胎发育是否良好，流产是否可以避免，以确定治疗方案。如果出血量超过月经量，更是不正常，此时要注意是否有组织物排出，如果有，应立即去医院，并把阴道排出的组织物一并带去，方便医生诊断。

体温升高：发热是常见的致畸因素。温度越高，持续越久，致畸性越强。因此，孕早期要注意冷暖，少去空气不洁、人员拥挤的公共场所。

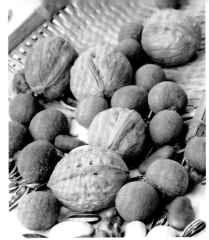

孕妈妈们可适量吃些坚果，保证营养素的全面摄取。

孕妈妈出行应注意安全

孕 3 月还没有度过怀孕的危险期，不适合长途旅行，也不宜长时间乘坐交通工具。

孕妈妈不宜骑自行车。骑自行车的姿势使腹部受压，易导致盆腔充血，不利于胎宝宝发育。

孕妈妈乘坐公共交通出门时，最好避开交通高峰，提前出门。交通高峰时，车内人多，有可能会使孕妈妈腹部受到冲撞，而过于拥挤的环境空气污浊，也不利于孕妈妈呼吸新鲜空气。若在车内遇到人多拥挤的情况，孕妈妈可提前下车，换乘下一辆或者改乘其他交通工具。

孕妈妈乘私家车时，应注意车内清洁、保持空气流通，最好不要自己驾驶。

尽量不爬高和踮脚尖

高处的东西因我们的身高限制，手够不到，就要踮起脚尖，这样身体就会不平衡，再加上高处的物品可能会在拿的过程中碰倒掉下来砸到身上。因此这样的动作对于孕妈妈来说，是非常危险的，一旦摔倒，可能会使自己和胎宝宝出现意外，被重物砸到也同样会有这样的危险，所以平时如果要拿高处的东西，不是必需的可等晚上准爸爸回来后让他帮忙，如果是必须要用的，也可以选择稳固一些的椅子，拿的过程中一定要小心。

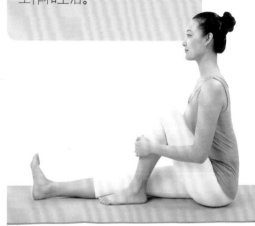

15 分钟

为了自己和胎宝宝的健康，孕妈妈每次运动 10 分钟左右就可以了，不宜超过 15 分钟，否则会感到劳累，不利于正常的工作和生活。

避免流产，运动细节需注意

根据自己的身体情况，选择运动强度适宜的运动，可以避免出现流产危险。同时，在选择合适的运动后还需要注意一些细节。

1

细节一

在炎热的天气里，孕妈妈不要再强迫自己运动，否则会中暑或引起身体不适，这样反而不利于安胎、保胎。

2

细节二

在运动时一定要注意补充水分，可以有效预防脱水，还能控制体温上升。如果孕妈妈体温迅速上升，胎宝宝心跳也会跟着加速。因此，孕妈妈在运动前、中、后一定要记得补充水分。

3

细节三

孕妈妈的运动强度要适当，心跳速率每分钟要保持在 140 次以内，若是超过此范围，孕妈妈的血流量较高，血管可能会负荷不了。

孕 3 月巧运动不长肉

坐立前屈

　　这组动作有伸展腰背部的作用，减轻疲劳的同时，可以使呼吸更加轻松。腰椎、颈椎不好的职场孕妈妈，可以经常做此运动，既能缓解腰背酸痛，又利于颈椎的健康。

应对孕期不适
- 帮助脊柱挺立伸长，改善孕吐的恶心感。

运动频率：
- 每天可以做两三次。

1 臀下坐瑜伽砖或折叠的毯子，胳膊有力的支撑有利于背部向上伸展，双腿简单交盘，交叉点以小腿中间点为宜。

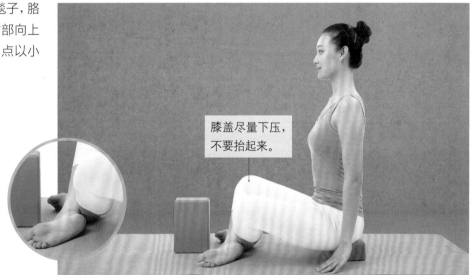

膝盖尽量下压，不要抬起来。

2 吸气，双手向上举过头顶，尽可能延展侧腰向上。做此动作时，手臂要紧贴耳部，这样才能达到向上延展的状态。

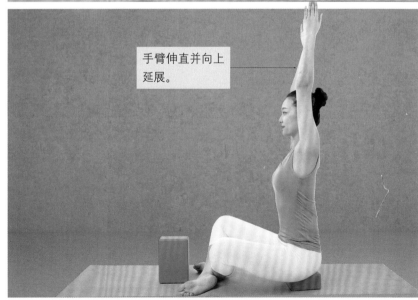

手臂伸直并向上延展。

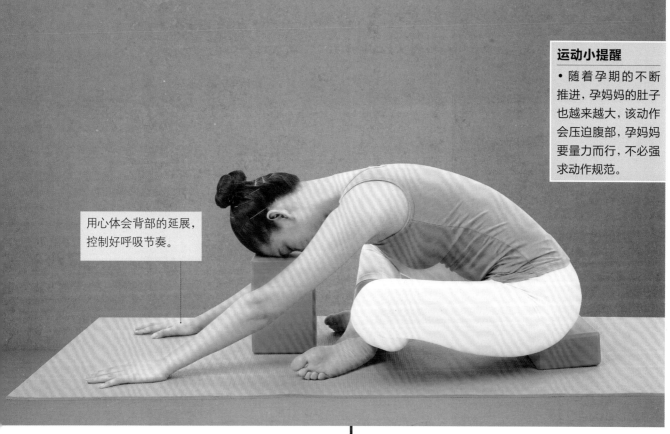

用心体会背部的延展，控制好呼吸节奏。

3 呼气时向前伸展身体，将额头放在提前准备的瑜伽砖上，双腿尽量放松。在此姿势停留5组呼吸后，双腿交换，再做1遍。

降低难度

感觉做第3个动作比较吃力时，可以找一个比瑜伽砖更高的小凳子，把头放在上面，也可以将双手放在上面，体会背部的延伸。

安全 Tips

因为需要借助工具，所以在做此套运动前要准备好，如果没有瑜伽砖，可以将毯子多折几次，垫在臀部。家里的凳子、椅子都可以用来当工具，只是要注意物品是否结实。

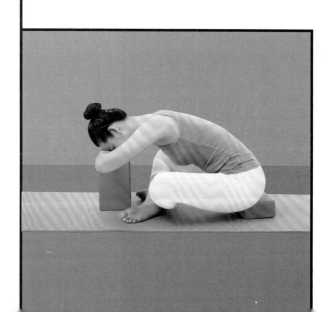

第三章 孕中期

从孕4月开始，就进入了相对舒适的孕中期，孕妈妈的孕吐、反胃等早孕反应正在一点点消退，孕妈妈的胃口也更好了，体重增长得也更快了。因此孕妈妈一定要管住嘴、迈开腿，保持体重的正常增长。

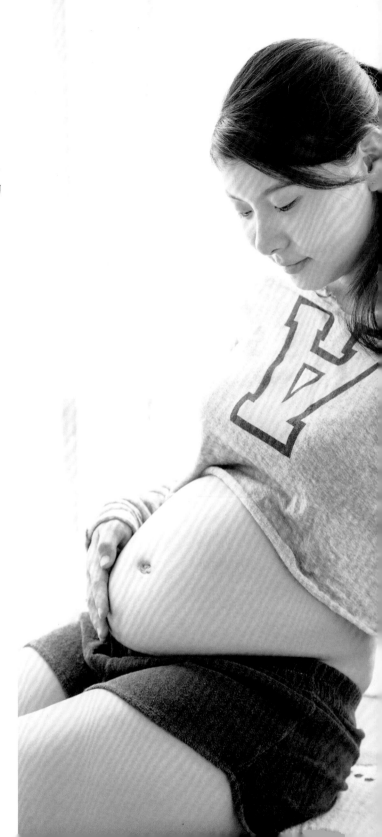

孕 4 月
增重约 1.5 千克

大多数孕妈妈的妊娠反应已经消失了，体重可能会增加1.5千克左右。也有少数孕妈妈，妊娠反应时间比较长，体重没有明显增加，这些都很正常。

孕妈妈的变化

孕妈妈的妊娠反应基本消失了，食欲开始好转，食量可能也在开始增大了。孕妈妈下腹部开始隆起，子宫已如婴儿头大小，白带、腹部沉重感及尿频依然持续存在。

胎宝宝的样子

胎宝宝的眼睛和耳朵正在向正常的位置移动，生殖器官也在继续生长，胳膊和腿已经长成，关节也能灵活地活动了，骨头也在硬化，并且能够活动手脚、弯曲、伸展手和脚的各个关节了。

孕 5 月
增重约 1.5 千克

胎宝宝在迅速地发育着，孕妈妈的腹部也高高地隆起，但孕妈妈仍要注意控制体重，本月增重为1.5千克为宜，即便是偏瘦的孕妈妈的体重增加也不宜超过2千克。

孕妈妈的变化

从现在开始，孕妈妈的宫底每周大约升高1厘米，腰身也会变粗，动作也开始变笨拙了，由于关节、韧带的松弛，此时还会感到腰酸背痛。

胎宝宝的样子

到本月末，胎宝宝的身长可达到25厘米，体重0.32千克，皮肤是半透明的，眼睛由两侧向中央集中，骨骼开始变硬，会对光线有所反应，还可以尝到一些羊水的味道了。

孕 6 月
增重约 1.2 千克

胎宝宝通过胎盘吸收的营养更多，孕妈妈比之前更容易感到饥饿，但孕妈妈也不要因此而不加节制地进食，以免增重过多，为顺产增加难度。

孕妈妈的变化

孕6月，孕妈妈会发现肚子越来越凸出，体重日益增加。由于增大的子宫压迫了肺部，孕妈妈还会感觉到呼吸困难、消化不良等情况。

胎宝宝的样子

这个月末，胎宝宝体重会达到0.63千克，但是由于皮下脂肪尚未产生，胎宝宝现在就像个小老头。胎宝宝身上覆盖了一层白色的、滑腻的胎脂，用以保护皮肤免受羊水的损害。

孕 7 月
增重不宜超过 1.5 千克

胎宝宝越来越大，孕妈妈的肚子也更大了，像个圆圆的皮球，但体重却不一定要跟肚子一样快速增长，本月增长要控制在1.5千克以内。

孕妈妈的变化

孕妈妈的腹部有紧绷感，用手触摸感觉腹部发硬，并持续几秒再消失。同时，孕妈妈的子宫会压迫下半身的静脉，容易出现静脉曲张，易引起腰酸背疼、小腿抽筋等症状。

胎宝宝的样子

胎宝宝的脂肪增多了，他的身长会达到约35厘米，而胎宝宝的体重约有1千克。胎宝宝的大脑细胞还在迅速增殖分化，不过视网膜的发育却完全形成了，已能够区分明暗了。

孕 4 月

孕 4 月，大多数孕妈妈的早孕反应已经消失了，胃口有所好转，本月体重可能会增加 1.5 千克左右。也有少数孕妈妈，早孕反应时间比较长，体重没有明显增加，这些都是正常现象。不过不管是哪种情况，孕妈妈都应更加注重体重的变化了。

产检合格，拿到瘦孕通行证

本月除了血压、体重、血常规等基本检查外，还要做唐氏筛查(即唐氏综合征产前筛选检查的简称)，有些医院不具备检查资质，需到有筛查资质的医院进行检查。孕妈妈最好提前了解一下，以便做好准备。另外，由于子宫的增长，从本月起，孕妈妈可能要进行宫高、腹围的例行检查，孕妈妈也可以自己学习测量方法，自行测量。

孕 4 月产检项目

产检项目	检查内容或目的	标准值
血常规检查	• 检查有无传染病	• 正常范围内即可
水肿检查	• 如果出现下肢水肿，指压时有明显凹陷，休息后水肿不消退时，建议赶紧测量血压，以防妊娠高血压疾病	• 指压时下肢不凹陷且血压不偏高即为正常
唐氏筛查	• 唐氏筛查是化验孕妈妈血液中的甲胎蛋白(AFP)、人绒毛膜促性腺激素(HCG)、游离雌三醇(uE3)和抑制素 A(InhibinA)的浓度，并结合孕妈妈的年龄，运用计算机精密计算出每一位孕妈妈怀有唐氏综合征胎儿的概率	• AFP 一般范围为 0.7~2.5 摩尔 • 血液中 HCG 的正常值 <10 微克 / 升 • uE3 参考值：孕早期 0~300 纳克 / 升 • 孕中期 1000~8000 纳克 / 升 • 孕晚期 5000~27000 纳克 / 升
测量宫高、腹围	• 测宫高和腹围，是最直接地获得胎宝宝生长数据的方式。从本月开始，每次产检时都要测量宫高及腹围	• 宫高正常：16(12.5~19.2) 厘米 • 腹围正常：80(73~86) 厘米

注：以上产检项目可作为孕妈妈产检参考，具体产检项目以医院及医生提供的建议为准。

专家解读产检报告

检查内容	作用
HCG（人绒毛膜促性腺激素）	为人绒毛膜促性腺激素的浓度，医生会将这些数据连同孕妈妈的年龄、体重及孕周测算出胎宝宝患唐氏综合征的危险度
AFP（甲胎蛋白）	是女性怀孕后胚胎肝细胞产生的一种特殊蛋白，起保胎作用。这种物质在孕 6 周就出现了，随着胎龄增长，孕妈妈血中的 AFP 含量越来越多，最多时可达 1mg/mL。胎宝宝出生后，孕妈妈血中的 AFP 含量会逐渐下降至 20μg/mL（相当于健康人的正常含量）
危险度	是一个比值，例如报告单中显示数值为 1:40000 表明在 40000 个具有相同数据的孕妈妈中，仅有 1 人的胎宝宝有患唐氏综合征的危险。一般来讲，这个比值低于 1/270，就表示危险度较低，胎宝宝患唐氏综合征的概率低
结果	"低风险"即表明概率低，孕妈妈大可放心。但万一出现"高危"字样，孕妈妈也不必惊慌，因为高风险人群中也不一定都会生出唐氏儿，这还需要进行羊水细胞染色体核型分析确诊

一般在孕 15~20 周会进行一次唐氏筛查，即唐氏综合征产前筛选检查的简称。唐氏综合征是一种最常见的染色体疾病，一般是通过检查孕妈妈血清中甲胎蛋白（AFP）和人绒毛膜促性腺激素（HCG）的浓度，结合孕妈妈预产期、年龄、体重和采血时的孕周，计算出"唐氏儿"的危险系数。

值得一提的是，唐氏筛查也有假阴性，一般唐氏筛查会结合孕 11~13 周做的 B 超检查一起来诊断，可以大大提高唐氏筛查的准确性。医生会通过 B 超观察胎宝宝颈部后侧脂肪层厚度，唐氏儿的颈部脂肪层厚度与正常宝宝的厚度会有明显差异，因此，孕妈妈一定要每月按时产检，这是确保生育健康宝宝的前提。

一次过产检，专家来支招

唐氏综合征的发病率有很大的随机性，年龄超过 35 岁的孕妈妈是高危人群，阳性率为 44%，35 岁以下为 6%，因此，每个孕妈妈都应该在孕 15~20 周做唐氏筛查。另外，也有研究指出准爸爸的年龄也与此症有一定的关系，当准爸爸年龄超过 40 岁时风险要高于正常年龄段人群。

除此之外，以往有畸形儿，家族中有唐氏儿，孕前和孕期的病毒感染也是诱发唐氏综合征的原因之一。环境污染，接触有害物质，有吸烟、喝酒等不良嗜好也容易使精子或卵子发生畸变，从而导致染色体变异。

产检注意事项： 做唐氏筛查时无须空腹，但与月经周期、体重、身高、准确孕周、胎龄大小有关，最好在检查前向医生咨询一下。另外，有些医院没有做唐氏筛查的资质，孕妈妈需要提前了解。

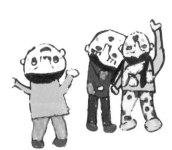
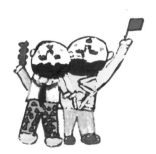

孕4月体重管理

孕4月，大多数孕妈妈的妊娠反应已经消失了，胃口有所好转，体重可能会增加1千克左右。也有少数孕妈妈，妊娠反应时间比较长，体重没有明显增加，这些都是正常现象。不过不管是哪种情况的孕妈妈，都应更加关注体重的变化。

食欲好了也要适量吃

本月开始，孕吐症状有所减轻，孕妈妈可以吃得舒服一些了，但是孕妈妈可能不知不觉就吃多了，对于孕妈妈来说，这可不是一件好事。随着食量的增长，孕妈妈体内的脂肪也会跟着增长，体重秤上的数字也跟着增大。长胖不仅仅影响了孕妈妈的体形、增加了患妊娠合并症的概率，对胎宝宝的发育也没有益处，易造成胎宝宝太大，不利于顺产。所以，孕妈妈一定要适可而止地吃。

别怕胖，每天要多摄入1256千焦热量

在本月，体重标准的孕妈妈可以每天给自己增加1256千焦的热量，大约是一杯低脂牛奶、一份主食、一份水果、50克鱼肉蛋类食物或三四块全麦饼干。孕妈妈可将增加的热量当成餐间点心，以少量多餐的方式摄取，这是为了满足胎宝宝日益增长的营养需求，孕妈妈不用担心吃这些

会长胖，但是这并不代表孕妈妈可以毫无顾忌地饮食，孕妈妈一定要注意饮食别过量。

清淡肉汤有利于控制体重

有的孕妈妈为加强营养而喝油腻的肉汤，在吃肉喝汤的同时也摄入了大量的脂肪，所摄入的营养物质不见得都被充分吸收，反而会使体重增长过快，增加了患妊娠高血压疾病、妊娠糖尿病等并发症的风险。建议孕妈妈煲汤时选用鸡、鸭、鱼、牛肉等脂肪含量较低又易消化的食物，同时加入一些蔬菜也可有效减少油脂，有利于营养物质的吸收。

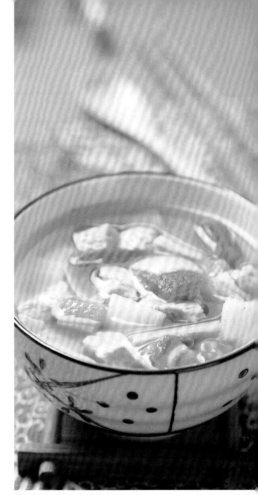

煲汤时选择脂肪含量低、易消化的食物，加入蔬菜使汤更美味健康。

孕期应该注意体重的几个时机

如果孕妈妈在怀孕期间出现以下任何一种情况，都必须引起足够的重视，因为这表明胎宝宝的生长发育情况可能存在异常，孕妈妈和胎宝宝的健康很可能正受到威胁。

1 某个月体重增长超过3.2千克。

2 孕中期和孕晚期的任何1个月中，体重增量不足0.2千克。

3 在孕中期，体重在1周内增长超过1.4千克。

4 在孕晚期，1周内体重增长超过0.9千克。

5 连续2周称量体重，发现没有任何变化。

增加运动量控制体重

从孕 4 月开始就进入了胎宝宝迅速成长发育的时期，孕妈妈的体形也将从本月开始发生很大的变化，孕妈妈一定要注意坚持每天进行适度的运动并控制体重的增长，这不仅是为了孕妈妈保持一个较好的体形，也是为了增强体质，给胎宝宝提供良好的生长环境。

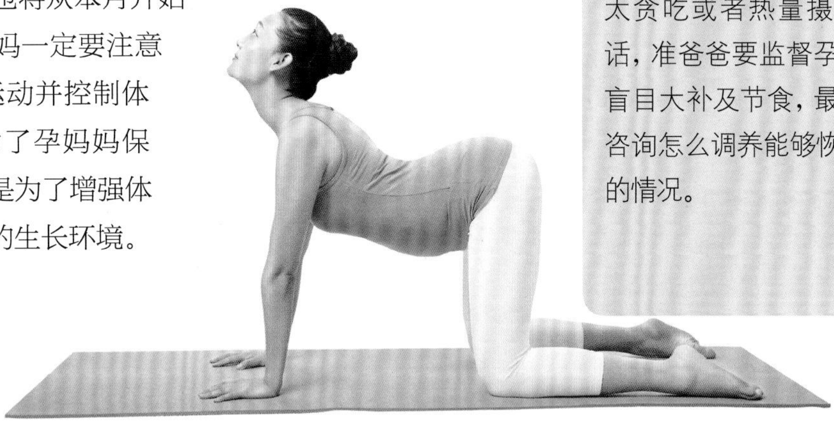

准爸爸陪孕提醒：如果孕妈妈的体重增长偏离标准的原因是太贪吃或者热量摄入不足的话，准爸爸要监督孕妈妈不要盲目大补及节食，最好向医生咨询怎么调养能够恢复到正常的情况。

孕 4 月体重计划

孕 4 月，孕妈妈每周体重不宜超过 300 克，而此时的胎宝宝已经初具人形，体重约 25 克。胎宝宝成长需要的热量在增加，所以孕妈妈在保证主食摄入的同时，也要时刻注意控制体重。

1

散步

可以每天散步 30 分钟左右，注意散步时要避开车辆、行人以及玩耍的儿童。

2

进行运动

可以根据自己的体能安排游泳时间，通常保持每周一两次，每次 20 分钟即可。可以根据自己的身体条件有选择地尝试孕期体操。

3

少吃零食

尽量少吃零食和夜宵，避免吃太辣或刺激的食物，以防引发便秘，增加瘦身难度。

4

加餐要选对食物

避免过多摄入高糖分食物，加餐可以选择蔬菜、水果等健康食物，利于控制体重。

5

分析上月体重增长

分析孕 3 月的体重记录，如果体重增加超过 600 克，就要适当减少高热量食物及零食的摄入。

孕4月营养不胖饮食方案

孕妈妈精神、胃口都好起来了，吃饭不再是问题。不过即使孕妈妈每天都十分有食欲，也不要大吃特吃，在体重迅速增长的时期，孕妈妈一定要控制好饮食量，防止体重增长过快。

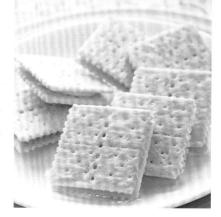

不要营养过剩

如果孕妈妈本月进食太多，营养过剩，不但会危害自身的健康，同时也会影响到腹中的胎宝宝。比如，摄入过多的碳水化合物、脂肪等，会使胰岛的功能超负荷，发生妊娠糖尿病的概率将增大。此外，孕期营养过剩对胎宝宝最大的影响是容易产生巨大儿。巨大儿不仅不利于顺产，出生后还容易出现低血钙、红细胞增多症等合并症，这些也是成年后患肥胖、糖代谢异常、高血压等疾病的潜在因素。所以，本月孕妈妈虽然胃口变好了，但也不要大吃特吃。

巧吃零食，赶走饥饿

孕4月，孕妈妈胃口大开，易产生饥饿感，此时孕妈妈可备一些零食，既能及时给身体补充能量，又有益于胎宝宝的发育。

孕妈妈的零食应该根据自己的口味，选择一些坚果和新鲜水

孕妈妈可备一些小零食，感觉饿的时候及时补充能量。

果，如核桃、腰果、花生、红枣、黄瓜、西红柿或者蔬果汁，以及全麦面包、麦片制成的小饼干、花卷等。

不适合孕妈妈的零食

进入孕中期，孕妈妈的胃口好了一些，可能会经常出现饥饿的情况，孕妈妈可以准备一些零食，但要注意，这三种零食，孕妈妈要少碰。

1	糖分过多的零食	孕中期也是孕妈妈体重迅速增长的时期，为了保证体重合理增长，要注意营养均衡，节制糖分的摄入。而糖代谢差的孕妈妈如果摄入过量糖分，还容易引发妊娠糖尿病。
2	盐分高的零食	孕期盐分摄取过多容易引发水肿和妊娠高血压，因此除了正常饮食要限制盐分，孕妈妈吃的零食也不能太咸。
3	油炸、高热量的膨化食品	孕妈妈吃薯片、薯条等膨化食品，不仅影响正餐摄入量，而且膨化食品中含有的添加剂，还会通过血液对胎宝宝造成影响。

狼吞虎咽易长胖

孕妈妈进食切忌狼吞虎咽，否则，容易导致体重超重。吃东西的速度过快，在所摄取的食物分量已经足够时，大脑却还没接到饱食信号，所以在"不知饱"的情况下，会继续吃喝，导致热量摄入过多，自然会发胖。而且，

孕妈妈进食是为了充分吸收营养，保证自身和胎宝宝的营养需要，但狼吞虎咽会让食物不经过充分咀嚼就进入胃肠，营养得不到很好的吸收。所以吃饭过快的孕妈妈一定要放慢速度，把吃一顿饭的时间延长至20~30分钟，

这样不但营养摄入充足，还不容易发胖。

放慢吃饭速度： 孕妈妈把每顿饭的时间延长至20~30分钟，这样不但营养摄入充足，还不容易发胖。

用食物预防妊娠斑

约 1/3 的孕妈妈会产生妊娠斑，但没必要太担心，等宝宝出生后会自然淡化、消失的。妊娠斑防治的好方法就是补充维生素 C。含有丰富维生素 C 的水果如猕猴桃、西红柿、草莓等，以及富含维生素 B_6 的奶制品等对于预防妊娠斑都非常有效。

水果虽好，也要适量

不少孕妈妈喜欢吃水果，甚至还把水果当蔬菜吃。她们认为这样既可以充分地补充维生素，将来出生的宝宝还能皮肤好，其实这是不科学的。虽然水果和蔬菜都有丰富的维生素，但是两者还是有本质区别的。水果中的膳食纤维成分并不高，但是蔬菜里的膳食纤维成分却很高。过多地摄入水果，而不吃蔬菜，直接减少了孕妈妈膳食纤维的摄入量。另外，有的水果中糖分含量很高，孕期饮食中糖分含量过高，还可能引发孕妈妈肥胖或血糖过高等问题。

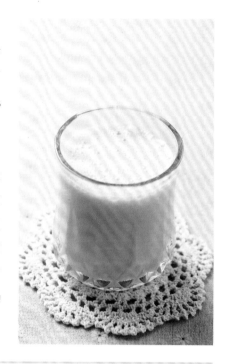

孕 4 月所需关键营养素

本月，胎盘已经完全形成，胎宝宝的各个器官组织迅速生长发育，包括骨骼、五官、牙齿、四肢等，大脑也进一步发育，对营养的需求也随之增加，孕妈妈千万不可忽视营养素的补充。

 碳水化合物：本月因为胎宝宝发育增快，孕妈妈要摄入适量的碳水化合物，以保证热量的充足补给。

 碘：本月胎宝宝的甲状腺开始工作了，孕妈妈要注意补碘，但不要补碘过多，保证每天摄入 175 微克即可。

 钙：胎宝宝的骨骼正在快速成长，本阶段补钙是一件非常重要的事情，孕妈妈应多吃含钙食物，并多晒太阳。

 维生素 C：维生素 C 是人体必需的营养素，以每天摄入 130 毫克为宜，孕妈妈要多吃蔬菜和水果。

 脂肪：有些脂肪中的不饱和脂肪酸只能通过孕妈妈摄入来补充，但孕妈妈每天食用要适量，以免超重。

 胡萝卜素：本月，孕妈妈要适量摄入胡萝卜素，以满足本月胎宝宝皮肤、组织细胞发育的营养需要。

营养不超重食谱

有些孕妈妈的妊娠反应已明显减轻或消失，胎宝宝也进入了快速生长的一个阶段，孕妈妈的体重也会相应地稳步增长。此时千万不要因孕早期体重没增加而不加节制地进食，如果管理得不好，体重会失控。

营养不胖食材推荐

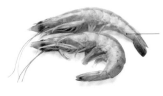

虾 360 千焦
虾中的蛋白质含量超过16%，十分可观。对于减肥瘦身的人，虾是控制热量的好食物。

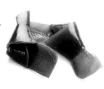

海带 55 千焦
海带在风干后会析出一层白霜似的粉末——甘露醇，对水肿型肥胖有一定的缓解作用。而且海带脂肪含量非常低，热量也低，是肥胖者的理想减肥食物。

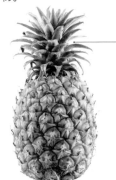

菠萝 182 千焦
菠萝含有的菠萝蛋白酶可改善局部血液循环，降低血液黏稠度，经常食用高脂肪、高热量食物的人多吃菠萝，能解腻、促进消化，有利于减肥。

Tips
》一定要懂得一些孕期饮食安全常识，少买螃蟹、山楂、桂圆等孕期不适合多吃的食物。

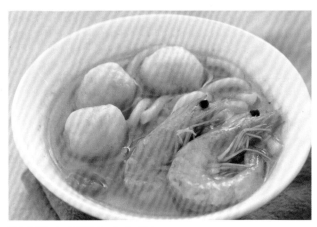

599 千焦 **咖喱鲜虾乌冬面**

原料：乌冬面200克，虾2只，西红柿1个，鱼丸、咖喱块、芝士、盐各适量。

做法：①虾洗净，去虾线；西红柿洗净，切丁。②油锅烧热，炒西红柿丁至出汁，加水、咖喱块、芝士煮至融化，放入虾、鱼丸、乌冬面中火煮熟，加盐调味。

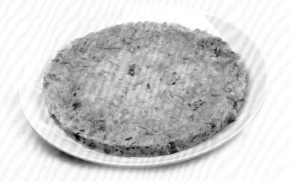

331 千焦 **菠菜鸡蛋饼**

原料：面粉150克，鸡蛋2个，菠菜50克，火腿1根，盐适量。

做法：①面粉加温水、鸡蛋，搅匀做成蛋面糊。②菠菜焯水后切碎，火腿切丁，倒入蛋面糊里，加盐混合均匀。③油锅烧热，倒入蛋面糊煎至两面金黄即可。

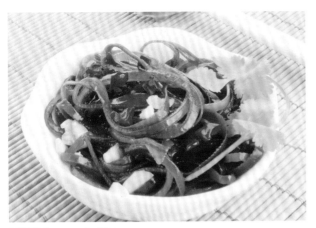

176 千焦 **凉拌海带丝**

原料：海带丝 200 克，姜末、蒜末、盐、白糖、生抽、醋、小米椒碎各适量。

做法：①海带丝煮熟，过凉水备用。②生抽、醋、盐、白糖放在碗中调成调味汁。③准备好的调味汁和姜末、蒜末、小米椒碎一起倒进海带里，搅匀即可。

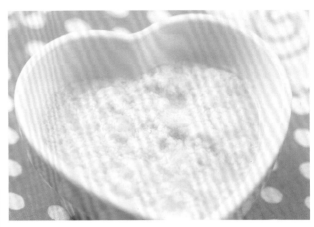

268 千焦 **肉蛋羹**

原料：猪里脊肉 60 克，鸡蛋 1 个，盐、香油各适量。

做法：①猪里脊肉洗净，剁成泥。②鸡蛋打入碗中，加入等量的凉开水，加入肉泥，放少许盐，朝一个方向搅匀，上锅蒸 15 分钟，出锅淋上香油即可。

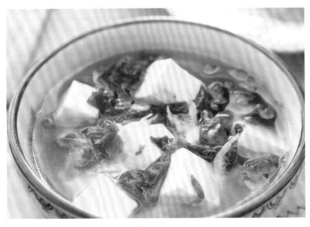

264 千焦 **紫菜虾皮豆腐汤**

原料：豆腐 100 克，虾皮、紫菜各 10 克，酱油、盐、白糖、姜末、淀粉各适量。

做法：①豆腐切丁，焯烫；虾皮洗净。②油锅烧热，放入姜末、虾皮爆出香味。③倒入豆腐丁，加酱油、白糖、盐、适量水后烧沸，放入紫菜，用淀粉勾芡即可。

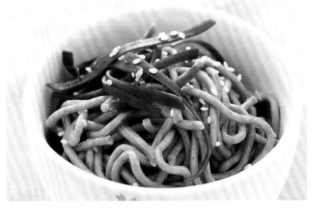

427 千焦 **荞麦凉面**

原料：荞麦面 100 克，醋、盐、白糖、熟海带丝、熟白芝麻各适量。

做法：①荞麦面煮熟，捞出，用凉开水冲凉，加醋、盐、白糖搅拌均匀。②荞麦面上撒上熟海带丝、熟白芝麻拌匀即可。

孕 4 月瘦孕生活指南

孕中期的孕妈妈身体处于相对稳定阶段，既不像孕早期那样呕吐强烈，也不用过分担心流产，需要注意的是怎么保养自己日益变化的乳房，为胎宝宝和自己的身体健康继续加油。

养成定时大便的习惯

大多数孕妈妈都有便秘的问题，为预防这类不适的产生，孕妈妈最好养成定时大便的习惯。可在早上起床后、早餐后或睡觉前，不管有没有便意，都按时去厕所，慢慢就会养成按时大便的习惯。此外，除了定时以外，孕妈妈一有便意也要马上去厕所，

及时应答身体的信号不至于让肠道越来越"懒"，否则会使便秘愈加严重，甚至引起痔疮等问题。孕妈妈排便时最好使用坐式马桶，以减轻下腹部血液的瘀滞和痔疮的形成。

注意腹部保暖

夏天，孕妈妈的卧室要注意空气流通，在保证空气流通的同

准爸爸陪孕提醒： 准爸爸陪伴妻子散步或参加社交活动，可以增加孕妈妈的活动积极性。陪同妻子参加产前培训班，如果因为时间问题，也要适当进修一下孕期和生产知识，学习如何照顾妻子和做好健康监护。

时，睡觉时应用薄被盖好腹部，以防胎宝宝受凉。此外，在办公室的时候，孕妈妈也应该备一条毛毯，午睡或感觉有点凉的时候盖上。

每天 5 分钟，做做工间操

职场孕妈妈利用工作时间做一做运动，既可以强健身体，又有利于增强代谢、控制体重。

1 甩手操

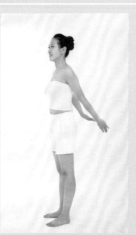

1. 全身放松站立，自然呼吸，手臂抬起至与肩齐。

2. 呼气时尽力向后甩，感觉到手臂前侧的紧绷感。

2 前俯后仰操

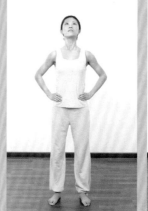
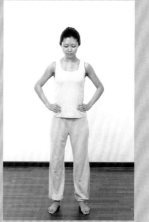

1. 双手叉腰，闭住嘴，抬头后仰，同时吸气，双眼望天，停留片刻。

2. 缓缓向胸部低头，下颌尽量贴近胸部，同时呼气，双眼看地。

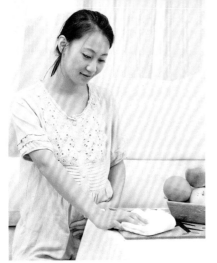

孕期可适当做些家务，除了需要用很大力气才能完成的，其他轻便的家务均可。

可以办理准生证了

准生证（生育登记服务单）就是计划生育服务证，这是宝宝的第一个证件，当你计划想要一个宝宝或者在刚刚怀上宝宝的时候就应该着手去办理了。这张证明是宝宝降临的合法"通行证"，宝宝的出生、上户口及其他的福利都和它有密切关系。孕妈妈待产入院，医生为宝宝开具出生证明时，也需要它，所以最好提前办理。各个街道计生办所需要的相关证明材料可能会有差异，比如有的地方计生办需要《医疗保险手册》的原件和复印件，有的地方计生办还要求孕妈妈提供《妊娠诊断证明》，所以孕妈妈和准爸爸尽量将材料准备齐全，以便能一次性搞定准生证。

防止乳房"缩水"

怀孕没几周，孕妈妈就能明显感觉到乳房的变化了，比如肿胀，甚至有些疼痛，偶尔压挤乳头还会有黏稠淡黄的乳汁流出。

从怀孕第 2 个月开始至分娩，乳头渐渐变大，乳晕颜色加深，乳房皮肤上的血管日益明显突出，这是乳房漂亮丰满的时期。

可是，有些生完宝宝后的妈妈说，分娩之后乳房就不会这么完美了，一旦不需要哺乳，就松松垮垮垂下来了，再也恢复不到以前的状态。这是因为没有重视孕期的乳房保养。看来，怀孕以后，乳房也是重点关注对象。

乳房保养方式

怀孕以后，乳房变得至关重要。因为它对宝宝有着十分重要的意义。因此，孕妈妈在孕期必须对乳房进行很好的保健。

坚持支撑：乳房日益增大，此时不能为了舒服和方便就不戴胸罩了，要记住胸罩的作用就是维持正常而又美观的乳房外形。所以一定要选购合适的胸罩，并且坚持每天穿戴，包括哺乳期。注意胸罩不能太紧也不能太松，太紧了不舒服且压迫乳房，太松了则起不到支撑的作用。

坚持清洁：清洁乳房不仅可以保持乳腺管的通畅，还有助于增加乳头的韧性、减少哺乳期乳头皲裂等并发症的发生。

经常按摩：由乳房周围向乳头旋转按摩，至乳房皮肤微红时为止，最后提拉乳头 5~10 次。每天早晨起床和晚上睡觉前，分别用双手按摩 5~10 分钟，不仅可缓解孕期乳房的不适和为哺乳期做准备，还能在产后使乳房日趋丰满而有弹性。

坚持护理：如果乳房胀得难受，可以每天轻柔地按摩，以促进乳腺的发育。也可以采用热敷的方法来缓解疼痛。

孕 4 月巧运动不长肉

坐球上的幻椅式

这是针对孕妈妈而改良的幻椅式孕妇操，这套运动操不仅可以强壮腿部肌肉，而且经过不断的练习，孕妈妈还能从中获得充足的力量，无论在哪里都能够保持稳定的状态。

应对孕期不适
- 强壮腿部肌肉，防止静脉曲张。
- 减轻腰背酸麻症状。

运动频率：
- 每天运动一两次。

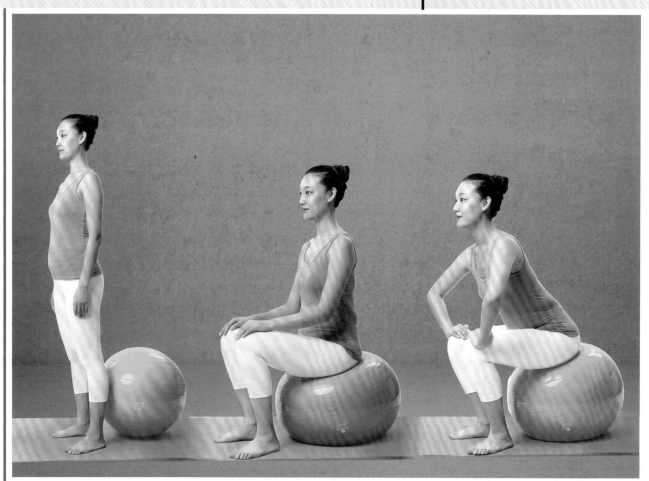

1 将瑜伽球放在身体后面，孕妈妈站在瑜伽球前，双脚分开，略宽于肩。

2 缓缓坐下来，坐在球的正中心或略靠前的三分之一处，一定要坐稳。

3 呼气时将双手放于膝盖上方，双腿发力，将臀部向上抬起，但注意不要完全离开球的表面。

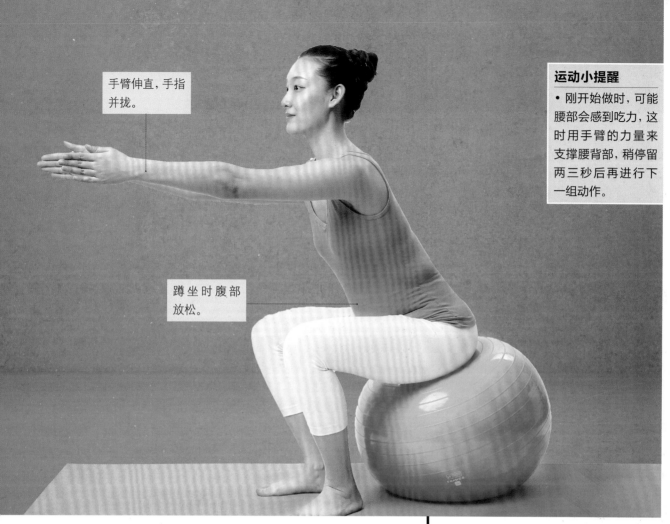

手臂伸直，手指并拢。

蹲坐时腹部放松。

运动小提醒

· 刚开始做时，可能腰部会感到吃力，这时用手臂的力量来支撑腰背部，稍停留两三秒后再进行下一组动作。

4 如果感觉双腿稳定可将手臂抬起至与肩同高的位置，背部依然保持挺直状态，不要含腰弓背，否则会使身体疲劳，下次吸气时，再慢慢地坐回球上。以此节奏，做 5~8 组呼吸的蹲坐。如果感觉累，可以在球上多坐一会儿，然后再开始下一组的动作。

安全 Tips

做这组运动时，孕妈妈要注意不要挤压到腹部，而且在运动中要保持身体平衡，避免摔倒。

不规范动作

身体太靠前，导致重心变低，会增加大腿的压力，这样反而不利于锻炼。最好让球给身体一点支撑，让上身与下身的夹角为 45°。

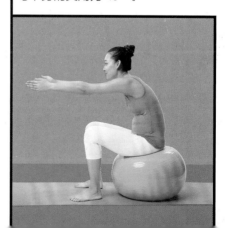

孕 5 月

孕 5 月，孕妈妈的身体和胎宝宝已彼此适应，你们将开始一段"紧密相连"又"相安无事"的时光。此时早孕反应已基本消失，从外貌和体形看，你已是一个大腹便便的孕妈妈了。从这个月起，孕妈妈和胎宝宝可以开始"交流"了！胎宝宝能够听到子宫外的声音了，胎动也越来越明显。

产检合格，拿到瘦孕通行证

从本月开始，有些项目孕妈妈可进行自我监测，如测胎动、听胎心以及测量宫高和腹围等。这些项目，准爸爸可以和孕妈妈一起做，这样不仅有利于随时监测胎宝宝的健康状况，也是一种很好的胎教方法。如果有些孕妈妈在孕 4 月没有做过唐氏筛查，或之前没做过 B 超检查等，本月需要补做这些检查项目。

孕 5 月产检项目

产检项目	检查内容或目的	标准值
尿常规检查	• 便于医生了解肾脏的情况	• 正常：尿蛋白、尿葡萄糖及尿酮体均为阴性
血压检查	• 检测孕妈妈是否患有高血压或低血压	• 收缩压（即高压）：90~140 毫米汞柱 • 舒张压（即低压）：60~90 毫米汞柱
血常规检查	• 检查有无贫血	• 正常范围内即可
听胎心音	• 贴在孕妈妈的腹部听胎心音，取脐部上、下、左、右四个部位听。孕妈妈的家人也可听胎心音	• 正常胎心率一般为每分钟 120~160 次
胎动	• 胎动的次数、快慢、强弱等可以提示胎宝宝的安危	• 如果 12 小时内胎动少于 20 次，或 1 小时内胎动少于 3 次，往往表示胎宝宝缺氧
体重检查	• 通过孕妈妈的体重增长情况对孕妈妈进行合理的饮食指导	• 孕 15 周后至分娩前，每周可以稳定增加 0.45 千克，每月又以不超过 2 千克为原则
测量宫高、腹围	• 参考这两项数值，来了解胎宝宝的大小及生长情况	• 宫高正常：18(15.3~21.4) 厘米 • 腹围正常：82(76~89) 厘米

注：以上产检项目可作为孕妈妈产检参考，具体产检项目以医院及医生提供的建议为准。

专家解读产检报告

测量宫高和腹围，是最直接获得胎宝宝生长数据的方式。宫高和腹围的增长是有一定规律和标准的，每次产检都要测量宫高及腹围，以估计胎宝宝的发育情况。孕晚期通过测量宫高和腹围，还可以估算胎宝宝的体重。如果孕妈妈连续 2 周宫高没有变化，则需引起警惕。

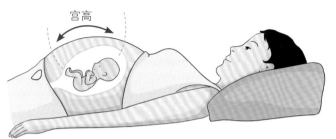

宫高：从下腹耻骨联合处至子宫底间的长度为宫高。

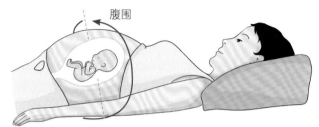

腹围：通过测量平脐部环腰腹部的长度即可得到。

宫高正常值标准表（单位：厘米）

孕周	下限	上限	标准
满 20 周	15.3	21.4	18
满 24 周	22	25.1	24
满 28 周	22.4	29	26
满 32 周	25.3	32	29
满 36 周	29.8	34.5	32
满 40 周	30	35.3	33

腹围正常值标准表（单位：厘米）

孕周	下限	上限	标准
满 20 周	76	89	82
满 24 周	80	91	85
满 28 周	82	94	87
满 32 周	84	95	89
满 36 周	86	98	92
满 40 周	89	100	94

一次过产检，专家来支招

不少孕妈妈自己在家量腹围后再跟标准表一对照，发现不对就很紧张，担心胎宝宝发育不好，有的甚至特地为这个去趟医院。

实际上，腹围的增长不可能完全相同。因为怀孕前每个人的胖瘦不同。有的孕妈妈孕后体重增加迅速，腹围增长都比别人快；有的孕妈妈早孕反应较重，进食少，早期腹围增加不明显，等到早孕反应消失后腹围才明显增加。

产检注意事项： 测量腹围时可取立位，测量宫高一般是仰躺，这两项检查都没有疼痛感，孕妈妈不必紧张，要保持平稳的呼吸，以免影响测量结果。

孕 5 月体重管理

孕 5 月，孕妈妈的腹部凸起已经比较明显了，尤其是比较瘦的孕妈妈，感觉肚子是突然长起来的。一般来说，本月孕妈妈的体重增加 1.5 千克较为合适。孕妈妈应注意安排饮食，并控制好食量，避免出现超重的情况。

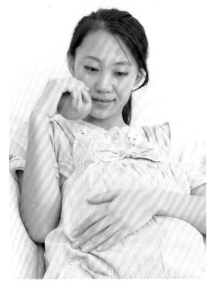

孕期的运动不能过量，凡事以胎宝宝为重。

孕 5 月，控制体重很重要

本月，孕妈妈体重增长快，合理控制体重很重要，要坚持用营养的饮食配合适度的运动来控制体重，不要盲目节食，也不要进行高强度的运动，以免引起腹痛等不适情况。怀孕期间通过少量多次摄取多元化的食物会让孕妈妈更加健康，也能提供给胎宝宝充足的生长发育所需的营养。

孕前偏胖的孕妈妈更要控制体重

本月进入了胎宝宝的快速发育期，孕妈妈的体重也会跟着增加，怀孕前就偏胖的孕妈妈一定要更加重视体重的变化，要在孕期严格控制体重，摒弃"一个人吃两人补"的观念，多摄入优质蛋白质和富含膳食纤维的蔬果，结合适度的运动，来控制体重，为顺产打好基础。

瘦孕要注意，运动不过量

孕妈妈在用运动控制体重时，应注意不要运动过量，运动过量不仅会对孕妈妈的身体不好，还会给胎宝宝造成危害。因为孕妈妈在运动时，胎盘血液和运动肌肉血液需求量会形成竞争分配的现象，运动过量，供给胎宝宝的血液就会不足，而且在孕妈妈过量运动时，血管动脉中的氧分减少，胎宝宝的心跳会增快，甚至出现胎宝宝缺氧的情况。

要保持体重，晚餐不宜这样吃

孕妈妈既要保证营养的足量摄入，又要保证体重不增长太多，晚餐吃得科学很重要，孕妈妈应记住下面三点。

1	晚餐不宜过迟	如果晚餐时间与上床休息时间间隔太近，不但会造成脂肪堆积，还会加重胃肠道的负担，导致孕妈妈难以入睡。
2	晚餐不宜进食过多	晚上吃太多的话，易出现消化不良及胃痛等现象，热量也不容易被消耗，久而久之就会让孕妈妈的体重直线上升。
3	不宜吃太多肉类、蛋类食物	在晚餐进食大量肉类、蛋类食物，而活动量又很小的情况下，多余的营养会转化为脂肪储存起来，使孕妈妈越来越胖，还会导致胎宝宝增长太快、太大，不利于顺产。

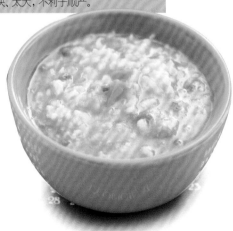

晚餐不宜吃得过多，容易引起消化不良。

要瘦，也要关注胎宝宝的情况

孕 5 月，胎宝宝也在孕妈妈的肚子里动起来了，孕妈妈在为控制体重进行运动时也别忽略了胎宝宝的情况。如果孕妈妈在增大了运动量后，心跳加快，胎动也剧烈，就要马上停止运动。如果孕妈妈在用孕妇瑜伽等舒缓的运动方式辅助瘦身时，胎宝宝也跟着动起来，当孕妈妈休息时胎动明显减少，这很可能是胎宝宝喜欢这项运动，孕妈妈不用担心，继续运动或休息一会儿再运动就可以。

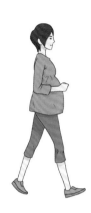

9627 千焦

即使到了胎宝宝飞速发育的孕 5 月，孕妈妈也不应摄入过多热量，应保证比孕前所需热量多 837~1256 千焦，摄入总热量不要超过 9627 千焦，够维持胎宝宝每天的基本所需即可。

孕 5 月体重计划

孕 5 月，孕妈妈的体重每周增长不宜超过 300 克，配合饮食计划，适度增加运动，就会有助于保持体重持续、稳定、合理地增加。

1

在家运动

孕妈妈如果没有时间去参加运动训练班，可以自己在家运动，但最好有家人陪同。

2

进行低强度运动

可以根据自己的体能，每天进行不少于 30 分钟的低强度运动，如瑜伽，可以帮助孕妈妈缓解不良情绪，还可以控制体重。

3

和准爸爸去户外

可以和准爸爸一起进行户外运动，但是要注意安全。

4

做家务

可以适当做一些家务，帮助身体消耗多余的能量，有利于控制体重。需要注意的是，那些会挤压腹部或者需要登高的家务活，孕妈妈不要碰。

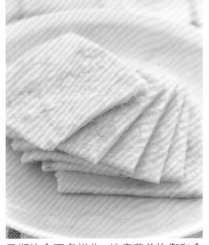

孕5月营养不胖饮食方案

本月，孕妈妈需要将更多的精力放到增加营养上，食物花样要不断变换，还要格外注意营养均衡和食物搭配。饮食需要丰富多样化，荤素、粗细搭配均匀。另外，此时是胎宝宝智力发育的关键时期，孕妈妈尤其不要吃含铅的食物，比如松花蛋。

好的饮食搭配更有利于控制体重

孕妈妈在饮食和运动方面都有着许多限制，养成良好的饮食习惯尤为重要，对于保持体重有事半功倍的作用。比如下午加餐，孕妈妈在吃糖分较高的水果时，搭配一块富含蛋白质的鸡蛋饼，会让孕妈妈更有饱腹感，既不用担心营养过剩，也能吃得够营养。

每餐搭配要合理，蛋白质、肉类、淀粉、蔬菜等比例要适宜。

吃饭不是讲究量，而是要讲究质。这样才能确保营养均衡全面，不徒增体重。

孕期饮食要多样化，注意营养均衡和食物搭配。

控制体重从每餐饮食比例开始

糖类、蛋白质、脂肪是维持人体机能正常运作的必要元素，孕妈妈在怀孕期间要注意摄取这三类营养素，从本月开始，孕妈妈要注意调整糖类、蛋白质、脂肪的摄入比例。

1	蛋白质	适当增加蛋白质的摄入，适度增加豆制品摄入。
2	糖类	减少糖类摄入，孕妈妈不仅要控制甜食，也不要忽视水果中的糖分，每日摄入100克水果为宜。
3	脂肪	减少脂肪的摄入，每日摄入约150克肉类较为适宜。

适当吃些粗粮

粗粮主要包括谷类中的玉米、紫米、高粱、燕麦、荞麦、麦麸，以及豆类中的大豆、青豆、红小豆、绿豆等。由于加工简单，粗粮保存了许多细粮没有的营养。粗粮含有比细粮更多的蛋白质、脂肪、维生素、矿物质及膳食纤维，对孕妈妈和胎宝宝来说非常有益，所以孕妈妈饮食应注意粗细粮搭配。

经常吃粗粮可以预防及缓解便秘，粗粮中丰富的膳食纤维，还可以帮孕妈妈控制体重。

粗粮怎么吃： 孕妈妈添加粗粮时应循序渐进，不要操之过急，以免引起消化不良，使肠道不适。另外，孕妈妈可以根据自己的饮食习惯进行添加，每天保证摄入粗粮30~60克即可。

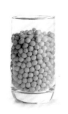
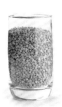
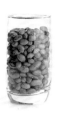
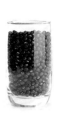

饮食有节制，不要暴饮暴食

孕期加强营养，并不是说吃得越多越好。过多的饮食反而会导致孕妈妈体重大增，营养过剩，对孕妈妈和胎宝宝都没有好处。

吃得过多将会使孕妈妈体内脂肪蓄积过多，导致组织弹性减弱，分娩时易造成滞产或大出血。过于肥胖的孕妈妈还会增加发生妊娠高血压疾病、妊娠合并糖尿病、妊娠合并肾炎等疾病的可能。

孕妈妈吃得过多还会使胎宝宝也受到影响。一是容易导致胎宝宝超重，增加顺利分娩的困难。二是容易出现分娩时产程延长，易影响胎宝宝呼吸而发生窒息。胎宝宝出生后，还会由于胎儿期脂肪细胞的大量增加而引起终身肥胖。因此，孕妈妈要合理安排饮食，少吃多餐，每餐最好只吃七八分饱，并可由三餐改为五餐。

孕 5 月，胎宝宝在迅速发育，孕妈妈的子宫、乳房也明显增大，所以身体对热量、蛋白质、脂肪、钙、铁等的需求量也在增加。

肉、蛋、奶可补充蛋白质、维生素 A、钙等宝宝发育不可或缺的营养素。

孕 5 月所需关键营养素

这个阶段，孕妈妈体内的基础代谢增加，子宫、乳房、胎盘迅速发育，为适应胎宝宝的发育需要，孕妈妈饮食需要补充适量的蛋白质和能量。考虑到胎宝宝的骨骼发育，孕妈妈还要注意补充维生素 D 和钙。

 DHA： 本月，胎宝宝的大脑功能分区日渐完善，孕妈妈补充适量的 DHA 有助于胎宝宝脑部的发育。

 维生素 A： 本月，胎宝宝的视网膜即将进入发育阶段，维生素 A 是视紫红质形成所需的重要物质，缺乏会导致胎宝宝色弱。

 维生素 D： 可促进食物中钙的吸收，因此，补钙的同时也应补充足够的维生素 D，但也不宜过多，孕妈妈每天补充 10 毫克即可。

 脂肪： 本月，胎宝宝皮肤开始发育，孕妈妈摄入充足的脂肪有利于胎宝宝生成弹性、健康的皮肤。

 钙： 本月是胎宝宝身高生长关键期，孕妈妈要适当补充钙，建议每天早、晚各喝 250 毫升的牛奶。

 膳食纤维： 本月，孕妈妈需要摄入足量膳食纤维，以增强自身免疫力，保持消化系统的健康。

营养不超重食谱

　　孕 5 月，孕妈妈体内的基础代谢增加，子宫、乳房、胎盘迅速发育，需要适量的蛋白质和能量。本月胎宝宝的大脑开始分区，除了蛋白质，孕妈妈还要适当摄取硒，以补充胎宝宝大脑发育所需。

营养不胖食材推荐

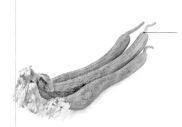

丝瓜 82 千焦
丝瓜有利于大便通畅，能预防便秘，清理人体肠道中堆积的脂肪和毒素。

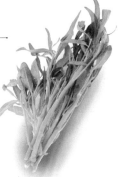

空心菜 77 千焦
空心菜有促进肠蠕动、通便解毒的作用，能预防肠道内的菌群失调，常吃可以减肥瘦身。

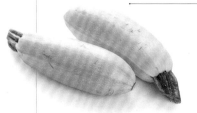

西葫芦 79 千焦
清新爽口的西葫芦富含维生素，有清热利尿、除烦止渴、润泽肌肤的功效，对孕妈妈孕期尿频有一定的缓解作用，孕妈妈可经常食用。

Tips
❯ 孕妈妈一味偏食大鱼大肉，易导致胎宝宝大脑发育迟缓，影响智力。

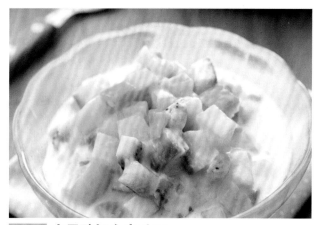

197 千焦 水果酸奶全麦吐司

原料：全麦吐司 2 片，酸奶 1 杯，蜂蜜、木瓜、哈密瓜、猕猴桃各适量。

做法：①全麦吐司切丁。②所有水果洗净，木瓜、哈密瓜、猕猴桃分别去皮。③所有水果切成丁。④酸奶倒入碗中，调入适量蜂蜜、全麦吐司丁、水果丁拌匀。

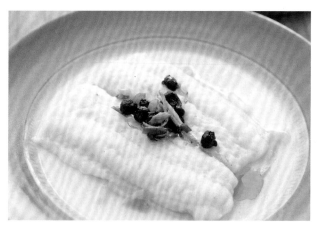

276 千焦 蒸龙利鱼柳

原料：龙利鱼 1 块，盐、料酒、葱花、姜丝、豆豉各适量。

做法：①龙利鱼解冻，用盐、料酒、葱花、姜丝腌制 15 分钟，入蒸锅，大火蒸 6 分钟。②油锅烧热，爆香葱花，加入豆豉翻炒，淋在蒸好的龙利鱼上即可。

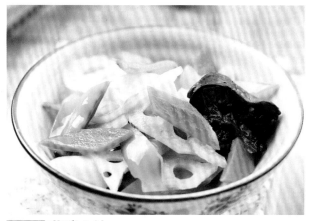

288 千焦 荷塘小炒

原料：莲藕片 100 克，胡萝卜片、荷兰豆各 50 克，木耳、盐、水淀粉各适量。

做法：①木耳泡发，撕小朵；荷兰豆洗净，切段。②胡萝卜片、荷兰豆、木耳、莲藕片分别焯熟。③油锅烧热，倒入焯断生的食材翻炒出香味，加盐、水淀粉勾芡。

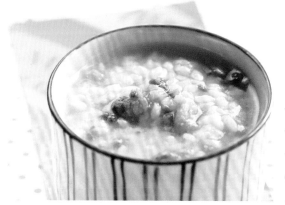

172 千焦 猪瘦肉菜粥

原料：大米 80 克，猪瘦肉丁 20 克，青菜 60 克，酱油、盐各适量。

做法：①大米洗净；青菜洗净，切碎。②油锅烧热，倒入猪瘦肉丁翻炒，再加入酱油、盐，加入适量水，将大米放入锅内。③米煮熟后，加入青菜碎，煮熟烂。

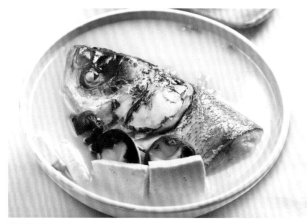

343 千焦 砂锅鱼头

原料：鱼头 1 个，豆腐 200 克，香菇 3 朵，香菜末、葱丝、姜丝、盐、料酒各适量。

做法：①豆腐切块。②油锅烧热，煸炒葱丝、姜丝，放鱼头略煎，加料酒、水，水以没过鱼头为宜，放香菇、豆腐块，水开后转小火炖熟；调入盐，撒上香菜末。

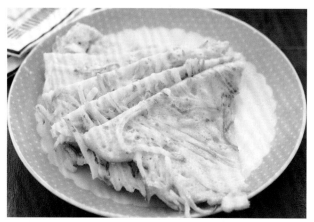

523 千焦 西葫芦鸡蛋饼

原料：西葫芦 250 克，面粉 150 克，鸡蛋 3 个，盐适量。

做法：①鸡蛋加盐打散；西葫芦洗净，切丝。②将西葫芦丝和面粉放入蛋液中，搅拌均匀成面糊。③油锅烧热，倒入面糊，煎至两面金黄即可。

孕 5 月瘦孕生活指南

孕 5 月，孕妈妈的腹部渐渐隆起，腰身变粗，动作也开始笨拙了，生活中洗浴、睡卧，以及行走都要注意。此时孕妈妈可以在家自测胎动，面对孕育的快乐与辛苦，孕妈妈宜细心、谨慎，但也不必太过小心翼翼。

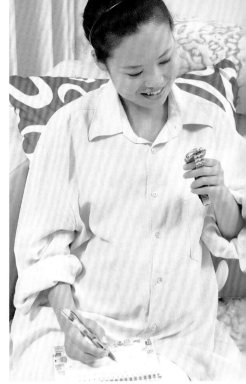

孕妈妈最好每天数胎动，这样可感知胎宝宝的健康状况。

坚持自测胎动

孕妈妈都知道应在家自测胎动，但实际上，真正坚持数胎动的人少之又少。胎动的次数多少、快慢、强弱直接关系到胎宝宝的安危，孕妈妈每天数胎动能了解到每天胎宝宝的健康状况。

每天数胎动的方法

胎动可以评估胎宝宝的健康状况，及早发现胎宝宝是否缺氧或胎盘功能有无异常等情况，还能减少孕妈妈的过度紧张和疑虑。孕妈妈应该坚持每天数胎动，这是一个既简单又经济实惠的监测胎宝宝状况的方法，如有异常感觉时，应马上去医院。

孕妈妈可以每天早、中、晚各固定一个自己方便的时间，数 1 个小时的胎动次数。然后把 3 次的胎动次数加到一起再乘以 4，就是 12 小时胎宝宝的胎动数。例如，早、中、晚的胎动次数分别是 3、2、5，则 12 小时胎宝宝的胎动数就是 (3+2+5)×4=40 次。胎动数在 30 次或 30 次以上为正常；如果少于 20 次，说明胎宝宝在子宫内可能有异常；如果少于 10 次，则提示胎宝宝在宫内缺氧，要赶快去医院处理。

为什么我感受不到胎动

孕妈妈没有感受到胎动的原因一般有 3 种：第 1 次怀孕，感觉到胎动的时间要比曾经怀孕过的妈妈晚一些；体形偏胖的孕妈妈要比体形苗条的孕妈妈感觉到胎动的时间晚一些；第 1 次胎动往往要稍微延迟一些才能被感觉到，这可能与不会辨别胎动有关系。若很久了还是感觉不到胎动，就可能是胎宝宝有问题，需要向医生咨询。

20~23 点容易感觉到胎动

在一天之中通常 8~12 点胎动比较均匀；14~15 点时很少感觉到胎动；到 18 点后，胎动会逐渐增多，而 20~23 点时胎动最为频繁。

正确增加运动强度

孕 5 月，胎宝宝已经很安稳地住进了孕妈妈的肚子中，孕妈妈可以在感觉舒适的前提下，适当增加一些运动量，能够使孕妈妈在体重快速增长的孕 5 月有效管理体重。当然，这里所说的增加运动量，并不是让孕妈妈增加运动强度，而是提高运动频率、延长运动时间。如原本每周进行 3 次孕妇瑜伽，本月可以增加到每周四五次；原本每天散步 30 分钟，可增加到每天 40 分钟。

生活中可以做的运动

孕妈妈可以抓住生活中的一切空闲时间做运动，比如做饭时、看电视时、看书时或者在阳台上晒太阳时。孕妈妈只要掌握运动的方法和技巧，就可以达到运动胎教和健身的目的。

① 做饭时

孕妈妈在厨房里洗完菜后，可以双手抓住水槽之类固定的物体，双脚微微张开，眼睛正视前方。以左脚为支点，右膝稍稍弯曲，注意右膝要在左膝的后面。从膝部开始运动，一边呼气，一边抬起右脚后跟，然后吸气，慢慢放下。反复做 10 次，然后换另一只脚做。

② 看电视时

当孕妈妈准备坐下来享受最喜欢的剧情时，不要太过于着急，用 1 分钟慢动作来消耗更多的热量吧。在沙发前慢慢下蹲，当臀部靠近坐垫时，暂停 1 分钟，重复做 4 次。

③ 看书时

孕妈妈看书时，可以站起来，身子左右摆动，身体重心随之左右变换，能使腿部肌肉得到锻炼，利于顺利分娩。但孕妈妈看书时切忌随意走动，否则一不注意可能会被绊倒，发生危险。

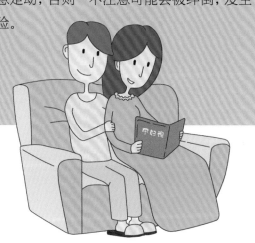

④ 在阳台上晒太阳时

孕妈妈在阳台上晒太阳时，可以伸伸腰、踢踢腿。也可以双脚一前一后站立，两膝稍稍弯曲，重心放到前脚上，身体缓缓地向后移，前脚脚掌由踩地姿势变为足尖点地。同时逐渐将重心移到后脚。将前脚收回，更换另一只脚做。这种下半身的锻炼对分娩来说是非常重要的。

孕 5 月巧运动不长肉

双角式

这套孕妇操可以伸展两腿腿肚子和手臂的肌肉。除此之外，还有强健骨盆区域和下背部肌肉、强壮肾脏的功效，有助于减轻泌尿系统和子宫的功能障碍，对此阶段出现的尿频情况会有所缓解。

应对孕期不适
- 减轻泌尿系统和子宫的功能障碍，对此阶段出现的尿频情况有所缓解。

运动频率：
- 每天运动一两次。

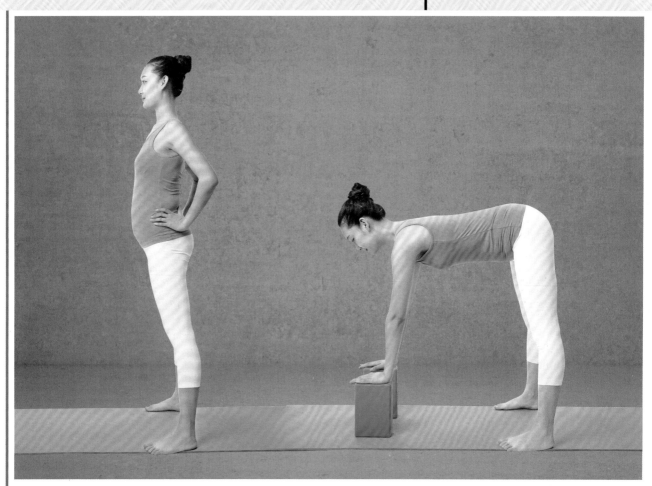

1 站在垫子中央，将瑜伽砖摆放在垫子前端，双脚向两侧打开，分开的宽度与自己的腿长等长（根据自身实际情况而定），双手放于髋关节两侧，如果可以，尽可能将手肘向身体后方多移动一些，体会胸廓的开阔与伸展。

2 吸气，呼气时慢慢屈髋、屈膝，身体前倾双手放于瑜伽砖上，同时向下推，体会手臂支撑身体的力量，双腿慢慢伸直，膝盖自然地向上提起，体会大腿发力的感觉，以此来找到脊椎向前延伸的方向感。

半月式

　　孕5月，孕妈妈的肚子比以前大了，所以此时的运动要符合孕妈妈动作宜舒缓的特点，慢慢地锻炼身体。半月式的孕妇操可以减少身心的疲惫，使身体感到轻盈愉悦，有舒展下腹部的作用。

应对孕期不适
- 使身体感到轻盈与愉悦，减少身心的倦怠与疲惫，舒展下腹部。

运动频率：
- 每天运动两三次。
- 饭后1小时再做此运动。

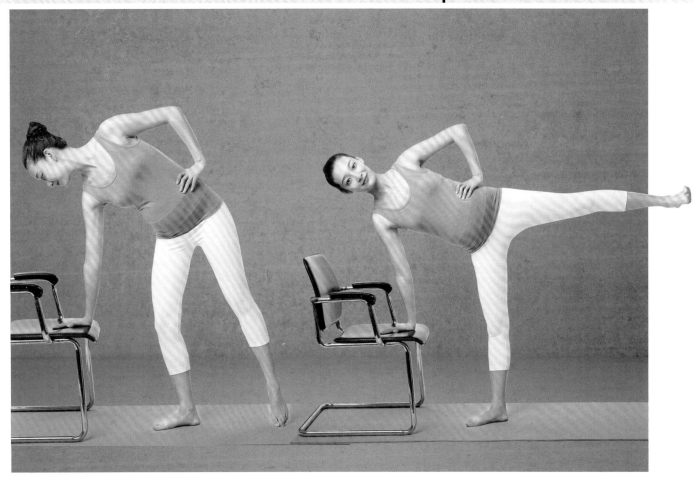

1 椅子放于垫子边缘，右手扶椅座，右脚脚尖与右手的方向一致，稳定支点，手与脚之间的距离与躯干等长。左手扶于髋关节外侧，左腿稳定力量，伸直向后，脚尖点地，身体转向左侧。

2 吸气，呼气时稳定身体，将左腿有力地向上抬起，身体重心随之转到腰部，着力点为腿脚和手臂，将左腿抬至与地面平行。注意右腿不要太过用力，以免疼痛。左肩膀尽量打开，向后用力，体会胸部的伸展。

孕6月

孕6月，孕妈妈的怀孕之旅已经度过一大半了。孕妈妈腹部越来越大，已经是典型的孕妈妈体形，此时胎宝宝和准爸爸孕妈妈的"互动"也越来越多。这一时期，饮食上孕妈妈不但要适当增加鱼、禽、蛋、肉、奶的量，还要注意这些食物的均衡搭配，另外还应增加食用富含维生素A的食物，以满足胎宝宝视力的发育所需。

产检合格，拿到瘦孕通行证

孕6月，大多数孕妈妈除了常规产检外，还需要做大排畸检查，详细地排查胎宝宝有无兔唇、六指等畸形现象。而此月产检的重点项目是葡萄糖耐量试验，以排除孕妈妈患妊娠糖尿病的风险。孕妈妈要定期到医院做产检，了解自身和胎宝宝的状况，这关系着孕妈妈和胎宝宝的健康。

孕6月产检项目

产检项目	检查内容或目的	标准值
听胎心音	• 监测胎宝宝发育情况	• 正常范围：每分钟120~160次
血常规检查	• 检查有无贫血、传染病	• 正常范围内即可
妊娠糖尿病检查	• 检测血糖水平是否正常	• 空腹：<5.1毫摩尔/升 • 服糖后1小时：<10毫摩尔/升 • 服糖后2小时：<8.5毫摩尔/升
超声波检查	• 主要是为了了解胎宝宝的发育情况有无异常。本月，羊水相对较多，胎宝宝大小比例适中，在子宫内有较大的活动空间。此时进行超声波检查，能清晰地看到胎宝宝的各个器官	(单位：厘米)• 孕21周：双顶径的平均值为5.22±0.42；腹围的平均值为15.62±1.84；股骨长为3.64±0.40 • 孕22周：双顶径的平均值为5.45±0.57；腹围的平均值为16.70±2.23；股骨长为3.82±0.47 • 孕23周：双顶径的平均值为5.80±0.44；腹围的平均值为17.90±1.85；股骨长为4.21±0.41 • 孕24周：双顶径的平均值为6.05±0.50；腹围的平均值为18.74±2.23；股骨长为4.36±0.51
测量宫高、腹围	• 了解胎宝宝宫内发育情况，是否发育迟缓或为巨大儿	• 宫高正常：24(22~25.1)厘米 • 腹围正常：85(80~91)厘米

注：以上产检项目可作为孕妈妈产检参考，具体产检项目以医院及医生提供的建议为准。

专家解读产检报告

正常妊娠而无高危因素的孕妈妈应在孕 23~28 周采血化验筛查是否有患妊娠糖尿病的风险。筛查前宜空腹 10~14 小时，一般抽血检查前一天晚上 12 点过后就不要进食了，第二天早上不吃早餐就抽血检查空腹血糖。

方法为将 50 克葡萄糖粉溶于 200 毫升水中，5 分钟内喝完，从喝第一口开始计时，接着在第 1 个小时、第 2 个小时各采血测定血糖，三项中任何一项的值达到和超过以下临界即诊断为妊娠糖尿病。

参考范围：

空腹血糖 <5.1 毫摩尔 / 升

餐后 1 小时血糖 <10 毫摩尔 / 升

餐后 2 小时血糖 <8.5 毫摩尔 / 升

产检注意事项： 做大排畸彩超前，孕妈妈不需要空腹，快轮到自己的时候，排空尿液即可。如果检查时胎宝宝的体位不对，无法看清面部和其他部位，出去走走再照。

一次过产检，专家来支招

很多孕妈妈做葡萄糖耐量试验时，都会出现第一次不通过的问题。这也不必过于担心，这样的结果可能是因为前一天吃了过量的甜食，比如吃了半个西瓜、喝了几杯现榨的果汁等造成的，这些会使孕妈妈摄取的糖量高出日常饮食，影响血糖值，导致结果异常。因此，在检查的前几天要适当控制糖分的摄入，但也不要过分控制，不然就反映不出真实结果了。

做葡萄糖耐量试验要注意

在做葡萄糖耐量试验前，要至少先空腹 8 小时再进行抽血。检查当天早晨，不能吃东西、喝饮料、喝水。

喝葡萄糖粉的时候，孕妈妈要尽量将糖全部溶于水中。如果喝的过程中糖水洒了一部分，将影响检测的正确性，建议改日重新检查。

如何预防妊娠糖尿病

注意餐次分配。少食多餐，每日的饮食总量要控制好。

摄取膳食纤维。在可摄取的分量范围内，多摄取高膳食纤维的食物，增加蔬菜的摄取量，吃新鲜水果，不喝饮料等，但千万不可无限量地吃水果。

饮食清淡。控制植物油及动物脂肪的用量，少用煎、炸的烹调方式，多选用蒸、煮、炖等烹调方式。

坚持按时产检，一旦发现妊娠糖尿病的征兆，在医生指导下进行治疗、控制。

孕期整体的饮食原则就是以清淡为主。

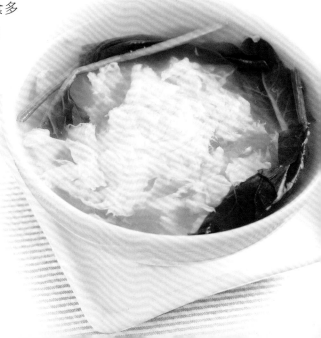

孕6月体重管理

本月，随着胎宝宝的长大，孕妈妈的肚子也越来越大，体重也在不断增加，孕妈妈一定要控制好体重，千万别吃出太多赘肉。孕妈妈可以采用均衡、适量的饮食加上适度运动的方法来控制体重。

补充营养的同时别忘了运动

孕妈妈只吃不运动，势必会超重，超重不仅会有生出巨大儿的风险，孕妈妈也极易患上妊娠并发症，这些并发症包括妊娠高血压、妊娠糖尿病等。

所以为了自己和胎宝宝的健康，孕妈妈要学会控制体重，一方面要注意饮食，另一方面要注意运动，两者结合，不仅能合理增长体重，还能改善孕期的各种不适，有利于顺产，孕妈妈产后也能更快恢复苗条身姿。

适度增加热量不长胖

一般来说，在进入孕中期后，孕妈妈每日对热量的需求量要比孕早期增加约837千焦，这是为了满足胎宝宝的发育需要，但是每个人的热量增加量是不一样的，不同孕妈妈的身体状况不一样，热量增加也不同。有的孕妈妈是全天在家待产，运动量不大，就不能增加太多热量，否则不但不会让胎宝宝发育得更好，还会让孕妈妈越来越胖。

而有的孕妈妈依然在工作，每日上下班路途中的运动量也相对较大，因此，就要相对多摄入一些热量，以保证给胎宝宝提供充足的能量。

隔天节食不可取

这个月，孕妈妈的肚子快速长大，体重也在飞速增长，有些孕妈妈在孕前会采用隔天节食的方法让自己瘦下来，这个方法在孕妈妈身上可不适用。因为胎宝宝的发育是依靠孕妈妈每天摄入的营养，如果孕妈妈突然减少饮食，就容易导致供给胎宝宝的营养减少，将会影响到胎宝宝的正常发育。而对于因吃多了想减少食量的孕妈妈，多摄入的营养已经堆积成了脂肪，就算隔天节食，堆积的脂肪也不能马上变成能量提供给孕妈妈，反而会导致孕妈妈的新陈代谢减慢，变得更胖。

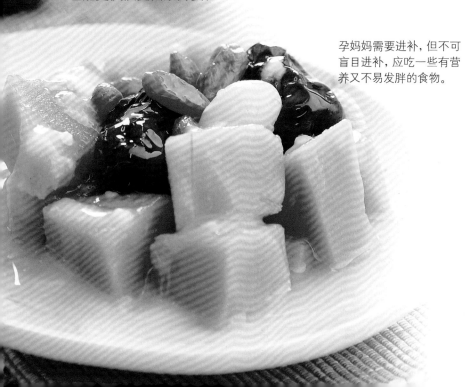

孕妈妈需要进补，但不可盲目进补，应吃一些有营养又不易发胖的食物。

运动内容应随时调整

由于身形的改变，从本月开始，孕妈妈的运动内容应随时进行调整，从而保证孕妈妈的运动是安全、有效的。有些孕妈妈认为，在孕期只要没有异常，做什么运动都是可以的。这种观点是错误的，尽管锻炼对健康有益，并且可以有效地控制体重增加，但是超负荷的运动会引起身体的损伤。因此，孕妈妈应根据自己的情况，及时调整运动量，避免剧烈运动。

以过量运动来控制体重危害大

如果孕妈妈运动过量，胎宝宝的心跳、血液循环势必受到影响，而且随着孕妈妈的体温升高，胎宝宝的体温也会升高，有时甚至会出现运动导致的"胎儿过热症"，此症状对胎宝宝来说是相当危险的。

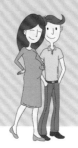

准爸爸陪孕提醒：进入孕中晚期后，孕妈妈的腹部越来越大，重心改变，行动上多有不便，所以孕妈妈散步的时候，最好有准爸爸陪同。

孕6月体重计划

孕6月每周体重增长不宜超过300克，孕妈妈主食以米面和杂粮搭配食用，副食要全面多样、荤素搭配，做到不挑食、不偏食。

1

吃促进肠胃蠕动的食物

可以吃些润肠通便的食物，如红薯、苹果、燕麦、芹菜等能促进肠胃蠕动，对排便、瘦身都有帮助。

2

出门旅游

孕中期是孕妈妈旅游的绝佳时间，到外面走一走，可以消耗多余的能量，有益于控制体重。

3

避免过度运动

可以根据自己的身体条件逐渐增加运动量，但千万不要过度运动。

4

分析上月体重增长

分析孕5月的体重记录，体重增长过快跟体重增长过慢都不利于自己和胎宝宝的健康，如果体重不增长也要去院检查。

5

量宫高、腹围

除了每天测量、记录体重外，还可以量一量自己的宫高和腹围，综合这三方面衡量，能更好地判断体重是否合理增长。

孕 6 月营养不胖饮食方案

孕 6 月，胎宝宝通过胎盘吸收的营养是孕期时的五六倍，孕妈妈比之前更容易感觉到饿。少吃多餐是这一时期饮食的明智之举，同时孕妈妈也要注意以下饮食细节。

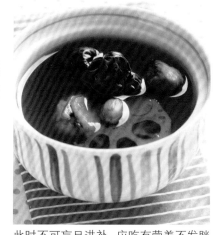

盲目进补易超重

本月是胎宝宝迅速发育的时期，胎宝宝除了迅速增长体重外，一些组织器官还在分化、增长。孕妈妈既要保证胎宝宝的正常发育，还要控制自身体重的增长，这似乎是不可能的，但其实有方法，就是做到不要盲目吃很多东西，否则，不仅胎宝宝所需的营养没有得到充足的补充，还会导致孕妈妈体重超标。那么，孕妈妈就要根据本月胎宝宝的需要进行进补，吃一些营养又不易发胖的食物，如芦笋、南瓜等。

此时不可盲目进补，应吃有营养不发胖的食物，同时注意饮食要多样化。

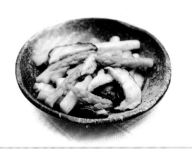

孕 6 月，脂肪、蛋白质优选套餐

孕 6 月，胎宝宝身体器官发育迅速，孕妈妈应适量摄入造就身体最为重要的"原材料"——蛋白质，以满足胎宝宝所需。保证适量脂肪摄入也很重要，胎宝宝皮下脂肪开始出现，脑神经的发育仍在继续，孕妈妈保证脂肪的足量摄入有助于胎宝宝身体的发育，下面就为孕妈妈分享优质脂肪、蛋白质的套餐推荐。

1	早餐	南瓜香菇包 1 个、鸡丝面片汤 1 碗。
2	午餐	腰果鸡丁 1 份、排骨海带汤 1 碗、红薯饼 1 块。
3	晚餐	清蒸大虾 1 份、凉拌猪肝 1 份。

保持饮食多样化

孕妈妈的饮食要多样化，多吃海带、芝麻、豆腐等含钙丰富的食物，以避免出现腿抽筋的情况。另外，每天喝 1 杯牛奶也是必不可少的。

蔬菜和水果中所含的维生素可帮助牙龈恢复健康，缓解牙龈出血，清除口腔中过多的黏膜分泌物及废物。因此要多吃蔬菜水果，如橘子、梨、番石榴、草莓等。

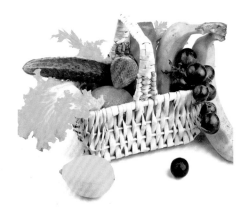

为胎宝宝储存营养

孕中期，胎宝宝的生长发育明显加快，孕妈妈也要开始进行蛋白质、脂肪、钙等营养素的储备工作。充足的营养储备，不仅能够保证胎宝宝的正常发育，还能提高孕妈妈的抵抗力，免受疾病困扰。

同时，本月胎宝宝要靠吸收铁质来制造血液中的红细胞，如果孕妈妈铁摄入不足，会出现贫血症状，所以为了防止缺铁性贫血的发生，孕妈妈应多吃富含铁质的食物。

要注意及时补血

孕妈妈贫血不利于胎宝宝的发育，也不利于顺产，孕妈妈从孕中期开始就要注意补血，多食用含铁丰富的食物，如动物肝脏、蛋类、菠菜、红枣等。

有少数贫血的孕妈妈是因为缺乏叶酸或维生素 B_{12}，应克服偏食的习惯，多吃一些深绿色的蔬菜、肉类、动物肝脏、蘑菇、全谷类食物等。

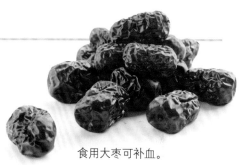

8790 千焦

孕 6 月，孕妈妈可以适当增加食物量，以满足孕中后期增加的营养素需求，但要控制好摄入的热量。本月，孕妈妈依旧保持每天摄取 8790~9208 千焦。

在吃含铁丰富的食物的同时不要喝牛奶，牛奶中的钙会降低身体对铁的吸收。

食用大枣可补血。

孕 6 月所需关键营养素

本月是胎宝宝高速生长的时期，骨骼开始硬化，大脑还在继续生长发育，需要靠吸收大量铁元素来制造血液中的红细胞。因此，孕妈妈本月要注意补充蛋白质、铁、维生素 C 等营养素。

 铁：胎宝宝要靠孕妈妈提供的铁质生成红细胞。孕妈妈摄入铁质不足，自身将会贫血，还会影响胎宝宝的发育。

 硒：硒是维持心脏正常功能的重要元素。孕妈妈每天需要补充 50 微克硒，来保护胎宝宝心血管和大脑的发育。

 钙：钙的补充一方面可促进胎宝宝的骨骼发育，另一方面也可以预防孕妈妈腿抽筋的情况。

 维生素 C：可帮助孕妈妈吸收更多铁质，保证胎宝宝正常发育，还可以缓解孕妈妈牙龈出血症状。

 B 族维生素：孕妈妈补充足量的 B 族维生素有助于促进蛋白质代谢，保证胎宝宝的脑部正常发育。

 蛋白质：本月胎宝宝正在迅速发育，蛋白质是造就胎宝宝各组织器官的"原材料"，孕妈妈应及时、足量地摄取蛋白质。

营养不超重食谱

　　孕 6 月，孕妈妈应注意食用润肠食物，以缓解子宫增大压迫直肠所形成的便秘。同时，还要摄入适量的铁，不仅是为了自身需要，更重要的是可以将部分铁储存到组织中，以备胎宝宝需要时摄取。

营养不胖食材推荐

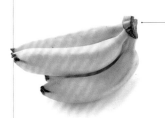

香蕉 389 千焦
香蕉中碳水化合物含量很高，很容易让人有饱腹感。

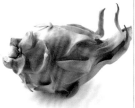

火龙果 234 千焦
火龙果中的维生素和膳食纤维能促进肠胃蠕动，其果肉几乎不含果糖和蔗糖，天然的葡萄糖更适合人体吸收，是理想的减肥水果。

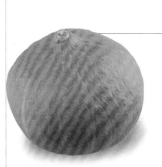

南瓜 97 千焦
南瓜热量低且富含膳食纤维，能促进肠道蠕动，增强消化能力，通便利尿，清理肠道，帮助减肥。

Tips

❯ 孕期加强营养，并不是说吃得越多越好。过多的饮食反而会导致孕妈妈体重大增，营养过剩。

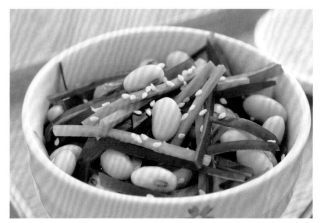

251 千焦　凉拌黄豆海带丝

原料：海带 100 克，黄豆 20 克，胡萝卜半根，熟白芝麻、香油、盐各适量。

做法：①海带洗净，煮熟后切丝；黄豆泡发后煮熟；胡萝卜洗净，切丝，焯熟。②海带丝、胡萝卜丝和黄豆放入盘中，调入香油和盐拌匀，撒上熟白芝麻即可。

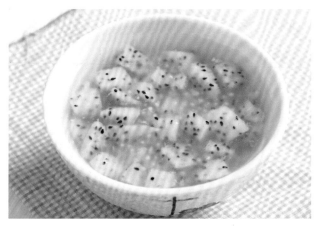

267 千焦　西米火龙果汁

原料：西米 50 克，火龙果 1 个，糖适量。

做法：①将西米用开水泡透蒸熟，火龙果对半剖开，挖出果肉切成小粒。②锅中加入清水，加入糖、西米、火龙果粒一起煮开，盛出食用即可。

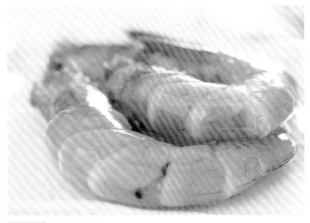

209千焦 清蒸大虾

原料：虾 150 克，葱丝、姜片、姜末、料酒、花椒、高汤、醋、酱油、香油各适量。

做法：①虾洗净，去虾线，摆在盘内，加入料酒、葱丝、姜片、花椒和高汤，上笼蒸 10 分钟。②拣去葱丝、姜片、花椒，将醋、酱油、姜末和香油兑成汁，供蘸食。

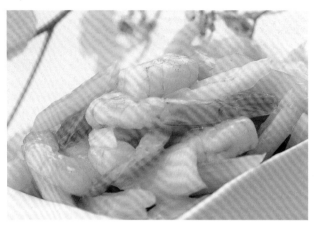

439千焦 虾仁烧芹菜

原料：虾仁 100 克，芹菜 200 克，盐适量。

做法：①芹菜洗净，切段，焯烫。②油锅烧热，放入虾仁、芹菜翻炒至熟。③加盐调味即可。

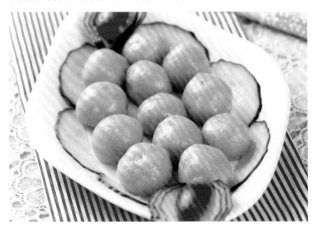

661千焦 糯米麦芽团子

原料：糯米粉、小麦芽各 100 克，黄瓜片、圣女果各适量。

做法：①小麦芽洗净，晾干，然后磨成粉；圣女果对半切开。②糯米粉、小麦芽粉加水和成面团，捏成大小适宜的团子，蒸熟装盘，摆上黄瓜片、圣女果装饰。

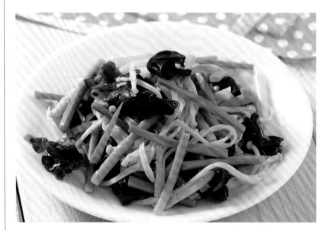

188千焦 四色什锦

原料：胡萝卜丝、金针菇各 100 克，木耳、蒜薹各 30 克，葱末、姜末、白糖、醋、香油、盐各适量。

做法：①金针菇去根，洗净，焯熟；蒜薹洗净，切段；木耳洗净，撕小朵。②油锅烧热，炒香葱末、姜末，倒入所有食材翻炒至熟。③加白糖、盐、醋、香油调味。

孕 6 月瘦孕生活指南

本月，随着胎宝宝的长大，孕妈妈的肚子也越来越大，体重也在不断增加，孕妈妈一定要控制好体重。孕妈妈可以采用均衡、适量的饮食加上适度运动的方法来控制体重。

重视上下楼梯的安全

孕妈妈往上爬楼梯时，腰部要挺直，脚尖先踩地，脚后跟再落地，落地后立即伸直膝关节，并将全身的重量移到该脚上，这时再以同样的方式抬起另一只脚。如果楼梯有扶手，最好扶着扶手慢慢爬梯而上，这样比较安全。下楼梯时，要踩稳步伐，手仍然要攀着扶手，不要过于弯腰或挺胸凸肚，看准脚前阶梯再跨步，看得准自然就走得稳。

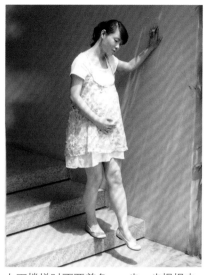

上下楼梯时不要着急，一步一步慢慢走。

运动可促进顺产

在自然分娩过程中，子宫收缩的频率、强度因每个孕妈妈的体质不同而有很大不同，研究发现，平时喜欢运动的孕妈妈比平时不爱运动的孕妈妈子宫更有弹性、更有力度，自然分娩过程收缩的频率也会更快些。因此，想要顺产的妈妈除了按照产科医生指定的日期做好产检，注意营养的同时控制体重，平时也应该进行适当的锻炼，一些合理的运动可帮助孕妈妈顺利生产。

运动能增强抵抗力

运动可以达到增强免疫力、延缓衰老的目的，其中最重要的是要掌握好合适的运动强度、运动量和运动时间。孕妈妈循序渐进、持之以恒地锻炼可以增强免疫系统功能。

运动为什么能提高孕妈妈的身体免疫力呢？这是因为运动可使中性粒细胞急剧升高，细胞中的干扰素，能增强自然杀伤细胞、巨噬细胞和 T 淋巴细胞的活力，而这些细胞可以吞噬病毒。在运动时，干扰素的分泌比平时要增加一倍。但这并不等于说运动后仗着身体免疫力强，就可以满不在乎。一般短时间运动后，中性粒细胞就恢复正常了，这个时间大概是一个小时。运动停下来了，免疫细胞数量就会下降。因此，要想提高身体免疫力一定要坚持

准爸爸陪孕提醒： 如果以前孕妈妈一直坚持运动，除了散步、孕妈妈瑜伽等运动外，准爸爸还可以陪孕妈妈一起去游泳，但切记不要做爬山、登高、蹦跳之类的剧烈运动，以免发生意外。

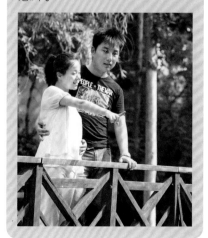

运动，根据个人情况的不同，一般在运动 12 周后身体才会有足够的抵抗力。运动提高免疫力不是立竿见影，也不是一劳永逸的，因此，孕妈妈要想提高抵抗力，一定要坚持运动。

徒步行走不宜太久

徒步行走对孕妈妈有益，能增强腿部肌肉的紧张度，预防静脉曲张。而孕妈妈也不宜走太久，一旦感觉疲劳，要马上停下来，找身边最近的凳子坐下歇息 5~10 分钟。在走路的姿势上，身体要注意保持正直，双肩放松。散步前要选择舒适的鞋，以低跟、掌面宽松为好。

尽量避免俯身弯腰

孕 6 月后，胎宝宝的体重会给孕妈妈的脊椎造成很大的压力，从而引起背部疼痛。因此，孕妈妈要尽量避免俯身弯腰，以免给脊椎造成负担。

如果孕妈妈要从地面捡拾东西，不要直接俯身，而是要慢慢蹲下再捡，动作要慢，轻轻地向前，需先屈膝并把全身的重量分配到膝盖上。孕妈妈要清洗浴室或是铺沙发时也要照此动作进行。拖地、洗衣、修剪花草这类常弯腰的家务劳动则尽量少做。如果孕妈妈要从事常弯腰的工作，可以找个稍低的板凳坐下来，在脚下垫 1 个踏脚板。

孕妈妈从地上提东西的最佳姿势

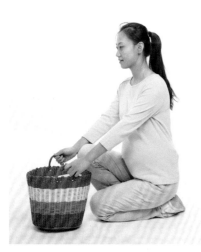 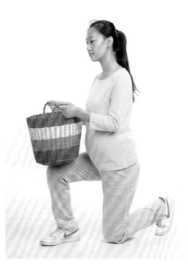 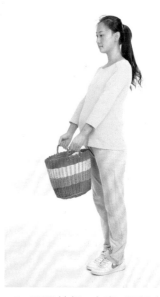

1 屈膝，完全下蹲，单腿跪下，把篮子拉近身体，不要弯腰。

2 一条腿屈起，另一条腿呈跪姿，将篮子放于屈起的腿上，腰保持挺直。

3 两腿站起、立直，腰挺直，双手提篮。

孕6月巧运动不长肉

剪步蹲

孕6月，孕妈妈腹部凸出明显，看起来更笨重了。此阶段，一切行动都要以安全为主。这套孕妇体操可以加强腿部力量与平衡感，使孕妈妈重心稳定，从而保持更好的孕期姿态。

应对孕期不适

- 加强腿部力量与平衡感，让孕妈妈在孕中期和孕晚期更有劲儿，也为顺产做准备。

运动频率：

- 一周可运动两三次。

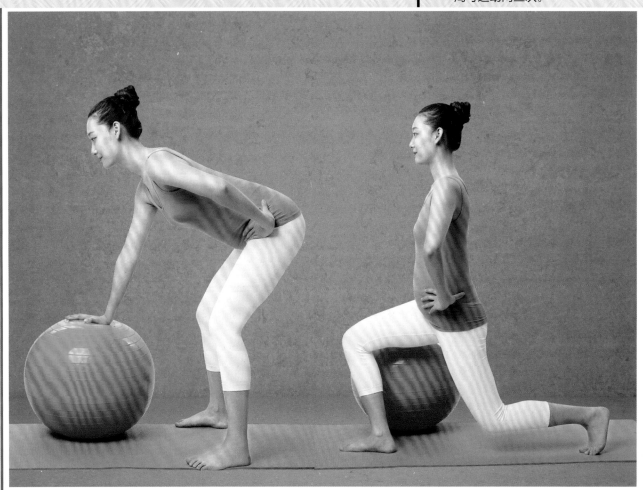

1 双脚分开与髋同宽，双脚保持平行，右手扶球，左手放于髋关节。屈两膝，背部依然保持向上延展，不要塌陷。

2 右脚向前跨步，左脚跟抬起，吸气，拉伸脊椎向上，背部尽量向上立高，呼气，如图屈膝向下蹲，两条腿尽量弯曲90°，后面腿的膝盖不着地，前面腿的膝盖保证停在脚踝的上方，右手可借助球的支撑稳定身体，吸气时向上站起。随着呼吸的节奏，一侧做蹲起6~8次。然后换另外一侧。

放松运动

孕妈妈的肚子日益增大，身体也已经有些笨重了，如果走路时间长了，或站立时间长了，会觉得腰痛。此阶段孕妈妈可以做一些伸展腰部的运动，也可以做做放松运动，在活动腰部的同时，也可以使下肢和全身得到放松。

应对孕期不适
- 延伸、舒展腰部，使全身得到放松。
- 舒缓下肢压力，有助于避免下肢水肿、酸痛。

运动频率：
- 随时可做，不受时间、次数限制。

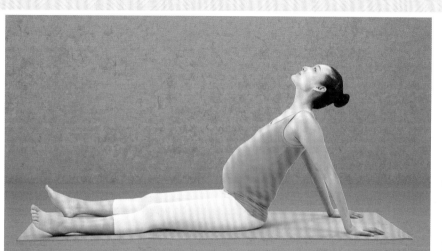

1 全身放松，双腿伸直坐在瑜伽垫上，双手放在身后支撑身体。调整呼吸，使气息均匀，也可以闭起眼睛，仰起头，这样会更惬意放松。

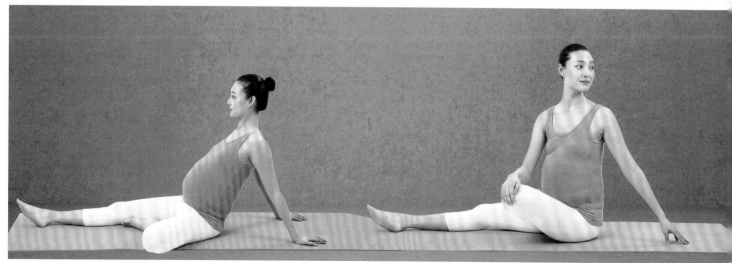

2 起始动作坚持 1 分钟左右后，身体稍向后靠，左腿蜷起，左腿尽量抵住右侧的大腿，体会左腿屈膝的感觉。

3 左腿蜷起放于右腿上面，上半身在左胳膊的带动下向左稍转，右手放于左膝盖上，然后再依照此动作向右转。然后恢复到盘腿动作，双手放在膝盖上，放松一下。

孕 7 月

孕 7 月，胎宝宝已经渐渐要填满孕妈妈的子宫了，好动的胎宝宝还会不时踢打孕妈妈一下呢！孕妈妈可能会觉得有点儿不舒服，不过想到可爱的胎宝宝，这些不适也成为了幸福。平时孕妈妈需要注意调整饮食习惯及生活细节，相信孕期不适会减轻很多。

产检合格，拿到瘦孕通行证

孕 7 月，除了常规的检查项目，孕妈妈可能还会做 B 超检查、心电图检查，由此来了解胎宝宝的发育情况，以及胎盘的位置和成熟度。准爸爸要陪孕妈妈一起去，这样能第一时间看到可爱的胎宝宝。

孕 7 月产检项目

产检项目	检查内容或目的	标准值
尿常规检查	• 便于医生了解肾脏的情况	• 正常：尿蛋白、尿葡萄糖及尿酮体均为阴性
血压检查	• 检测孕妈妈是否患有高血压或低血压	• 收缩压（即高压）：90~140 毫米汞柱 • 舒张压（即低压）：60~90 毫米汞柱
体重检查	• 通过孕妈妈的体重增长情况对孕妈妈进行合理的饮食指导	• 每周体重增加以不超过 0.5 千克为原则
超声波检查	• 可了解胎宝宝的发育情况有无异常	(单位：厘米) • 孕 25 周：双顶径的平均值为 6.39±0.70；腹围的平均值为 19.64±2.20；股骨长为 4.65±0.42 • 孕 26 周：双顶径的平均值为 6.68±0.61；腹围的平均值为 21.62±2.30；股骨长为 4.87±0.4 • 孕 27 周：双顶径的平均值为 6.98±0.57；腹围的平均值为 21.81±2.12；股骨长为 5.10±0.41 • 孕 28 周：双顶径的平均值为 7.24±0.65；腹围的平均值为 22.86±2.41；股骨长为 5.35±0.55
测量宫高、腹围	• 了解胎宝宝宫内发育情况，是否发育迟缓或为巨大儿	• 宫高正常：26(22.4~29) 厘米 • 腹围正常：87(82~94) 厘米
听胎心音	• 监测胎宝宝发育情况	• 正常范围：每分钟 120~160 次

注：以上产检项目可作为孕妈妈产检参考，具体产检项目以医院及医生提供的建议为准。

专家解读产检报告

胎心音报告单

在给胎宝宝做胎心音的时候，可以听到像马蹄声一样的心跳。正常的胎心次数在 120~160 次 / 分，如果胎心小于 120 次 / 分或大于 160 次 / 分，可休息 10~20 分钟，再重新听 1 次。

看懂尿常规报告单

尿液中蛋白、葡萄糖、胆红素及酮体正常情况下为阴性。

如果蛋白显示阳性，表明有患妊娠高血压及肾脏疾病的可能。

如果酮体显示阳性，表明孕妈妈可能患有妊娠糖尿病、子痫或消化吸收障碍等，需做进一步检查。

如果报告单上显示有红细胞和白细胞，则表明有尿路感染的可能，需引起重视。

妊娠高血压筛查

本月到孕 8 月是妊娠高血压发生的高峰期，所以大多数妇产医院在进行血压检查时，如发现血压偏高，会建议孕妈妈进行妊娠高血压筛查。

妊娠高血压筛查

检测项目	检测方法	标准值
翻身试验 (ROT)：又称 Rollover 试验	孕妈妈左侧卧位测血压直至血压稳定后，翻身仰卧 5 分钟再测血压	若仰卧位舒张压较左侧卧位 ≥ 20 毫米汞柱，提示有发生子痫前期倾向
平均动脉压测定 (MAP)	计算公式为 MAP=（收缩压 +2× 舒张压）÷3	当 MAP ≥ 85 毫米汞柱表示有发生子痫前期的倾向
血液黏稠度检查	抽取血液	血细胞比容 ≥ 0.35，全血黏度 >3.6，血浆黏度 >1.6 时，提示有发生子痫前期倾向
尿钙测定	验尿	尿 Ca/Cr 比值的降低有预测子痫前期的价值

一次过产检，专家来支招

本月是妊娠高血压疾病的高发期，孕妈妈不能忽略量血压这个小检查。量血压时一定要放松，可先休息 10 分钟左右，平复下心情再量。对于交费等活动可让准爸爸帮忙，以免孕妈妈走来走去，影响血压。

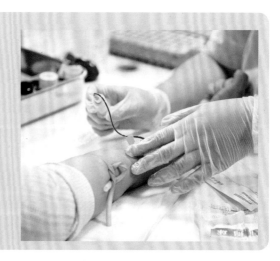

产检注意事项： 做贫血检查需要抽血，抽血后，需在针孔处进行局部按压 3~5 分钟，进行止血。不要揉，以免造成皮下血肿。如有出血倾向，更应延长按压时间。

孕 7 月体重管理

孕 7 月，胎宝宝和孕妈妈对各种营养素的需求都有所增加，胎宝宝和孕妈妈的体重也跟着飞速增加，所以，孕妈妈要调整食物的摄入量，尽量保持体重增长在合理范围内。

合理饮食，控制体重增长

孕 7 月是孕妈妈体重迅速增长、胎宝宝迅速成长的阶段，多数孕妈妈体重增长会超重，这一时期也是妊娠高血压疾病、妊娠糖尿病的高发期。此时孕妈妈的主食最好是米面和杂粮搭配，副食则要全面多样、荤素搭配。

孕妈妈不要刻意节食

有些年轻孕妈妈怕孕期吃得太胖影响体形，或担心胎宝宝太胖，出现分娩困难等，为此常常节制饮食，其实这种做法对自身和胎宝宝都十分不利。女性怀孕以后，新陈代谢变得旺盛起来，与妊娠有关的组织和器官也会发生增重变化，女性孕期要比孕前增重 12 千克左右。所以孕妈妈体重增加、身体发胖都是必然、合理的，大可不必过分担心和控制。

先天营养是决定胎宝宝生命力的重要环节，营养供给不足，会带来严重后果。如缺乏蛋白质，就会影响神经细胞的增殖，导致智力低下；缺乏矿物质如钙、磷等元素，就会影响骨骼、牙齿的生长发育，会得软骨病；缺乏维生素，免疫力会下降，影响胎宝宝健康生长发育，甚至可导致发育不全，且新生儿抵抗力普遍较低，对宝宝今后的智力发育也有一定影响。

因此，孕妈妈要合理安排饮食，讲究荤素搭配、营养均衡，不要暴饮暴食，也不要节食。

不要太贪嘴

平时孕妈妈要避免吃太甜的食物及人工甜味剂和人造脂肪，包括白糖、糖浆、阿斯巴甜糖果及巧克力、可乐或人工添加甜味素的果汁饮料、罐头水果、人造奶油、冰冻果汁露、含糖花生酱等。否则，体重会增长过快，也会增加患上妊娠糖尿病的风险。

不长肉的小秘诀

有些孕妈妈体重增加了不少，但是做 B 超显示胎宝宝却很小。而有些孕妈妈虽然体重没增加多少，但是胎宝宝体重却很正常。那么，如何才能做到只长胎不长肉呢？

本月，孕妈妈的肚子越来越大，行动多有不便，所以控制体重就要靠合理的饮食，再加上适度的锻炼了。

每天摄入谷类 400~500 克，谷类适当选择杂粮，如小米、玉米、燕麦等；豆制品 50 克；肉、禽、蛋、鱼 150~200 克，其中动物肝脏及动物血每周一两次，每次 50~100 克；蔬菜 500 克（其中深色蔬菜占一半以上）；牛奶 250 毫升。

每天做适当的锻炼，千万不能因为肚子大了，做什么都不方便了就整天躺着不动，最好的方式就是散步，一般以 20~30 分钟为宜，不要太劳累，中途可以坐下来休息一会儿。

预防便秘和水肿也是控制体重

有些注意控制饮食、坚持运动锻炼的孕妈妈还是在迅速增重，很有可能是因为孕 7 月越来越重的便秘和水肿造成的体重增长，那么怎样才能预防便秘及水肿呢？

培养良好的生活和排便习惯是预防便秘的方法，孕妈妈在饮食上应注意补充富含膳食纤维的食物，并且每天保证补充充足的水分，这有利于促进肠道蠕动、软化干便。排便时集中注意力，不要看书，也不要玩手机。

预防水肿的生活习惯

1. 调整工作和生活节奏，不要过于紧张和劳累，保证充分的休息。

2. 不宜久站、久坐，多走动，增加下肢血液流动。

3. 休息时尽量抬高双腿，以防下肢水潴留，引起水肿。

4. 低盐饮食，能够有效调节身体内的盐分、水分，预防水肿。

孕 7 月体重计划

孕 7 月，孕妈妈每周的体重增长不宜超过 350 克，本月胎宝宝脂肪迅速累积，并进入体重增长期，同时孕妈妈的体重也会随之增长。

1 避免久坐不动

避免久坐不动，以免下半身血液循环受阻，加重便秘和下肢肿胀，同时增加了瘦身的难度。

2 不吃宵夜

体重增长过快的孕妈妈睡前不要吃夜宵，否则容易囤积脂肪。也不要选择油腻、含糖量高的食物作为零食。

3 合理安排饮食

少吃多餐，并且每餐只吃七八分饱。注意米面和粗粮的搭配，保证营养摄入不过量。

4 防治水肿

适当吃一些如冬瓜、鲫鱼、红豆这类消水肿的食物，减轻水肿的同时也便于控制体重。

5 强化腰部力量

孕妈妈可以做点强化腰部肌肉的运动练习，既可以缓解腰部紧张和疼痛，又可以控制体重过快增长，还可以为分娩做准备。

孕 7 月营养不胖饮食方案

进入孕 7 月，孕妈妈的身体负荷越来越重，此时保证充足、均衡的营养是十分必要的。这一阶段也是体重稳步上升的时期，孕妈妈一定要控制好体重增长。

饥饿感来袭，更要注意吃

孕 7 月，孕妈妈会更容易感到饥饿，但也要控制。晚上睡前不要吃饼干，通常饼干中奶油和糖含量都很高，随便吃点就会发胖。孕妈妈可以吃半个苹果或者吃些蔬菜条来缓解饥饿。平时吃坚果要适量，因为坚果中油脂含量较高，吃多了会导致脂肪堆积。孕妈妈也可以吃一些煮熟的豆类，补充蛋白质的同时，也能增强饱腹感。

做到规律饮食

孕妈妈容易感到饥饿，这时候也要注意做到规律饮食，一日三餐及两顿加餐都要定时、定量，不要一感到饿就开始吃很多零食，这样会影响进食正餐，很容易导致营养摄取不均衡，对胎宝宝和孕妈妈自身的健康都没有好处。

不要吃过冷的食物

本月，孕妈妈容易感觉到身体发热、胸口发慌，特别想吃点凉的东西。此时虽然可以适当吃一点，但如果吃太多过冷的食物，会让腹中的胎宝宝躁动不安。这是因为怀孕后孕妈妈的胃肠功能减弱，突然吃进很多冷的食物，使得胃肠血管突然收缩，而胎宝宝感官知觉非常灵敏，对冷刺激也十分敏感，所以吃过多过冷食物对胎宝宝不利。

酸奶不要加热喝

有些孕妈妈为了避免喝冷饮，会把刚从冰箱拿出来的酸奶加热一下，这种做法是错误的。酸奶不宜高温加热，高温会杀死酸奶中的活性乳酸菌，降低酸奶的营养价值。

酸奶饮用过量会使胃酸浓度过高，所以每日最好不要超过 2 杯。另外，有糖尿病的孕妈妈应避免饮用添加蜂蜜、葡萄糖和蔗糖的酸奶。

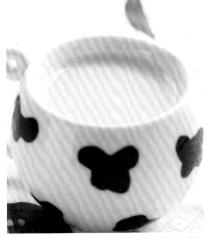

酸奶不可加热喝，否则会破坏有益菌，降低营养价值。

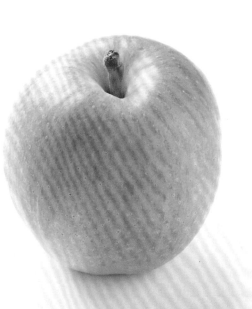

准爸爸陪孕提醒： 有时孕妈妈太贪嘴，看到街边小吃就被吸引住了，此时准爸爸不要心软，一定要劝走孕妈妈。可以用另一种健康美食来诱惑她，以免孕妈妈吃坏肚子。

宜适量增加植物油的摄入

本月，胎宝宝机体和大脑发育速度加快，对脂质及必需脂肪酸的需求量增加，需及时补充。因此，孕妈妈可适当增加烹调所用植物油，如豆油、花生油、菜子油等的量。孕妈妈还可吃些花生、核桃、葵花子、芝麻等油脂含量较高的食物，但要控制每周体重的增加在 350 克左右，以不超过500 克为宜。

合理补充各种矿物质

矿物质在整个孕期都十分重要，随着胎宝宝发育的加速和母体的变化，各种矿物质的需求量也相应增加，特别是对钙、铁、碘、锌等矿物质的需求尤为迫切。如果缺乏矿物质，孕妈妈会出现妊娠合并贫血、小腿抽筋、体虚多汗、惊醒等症状。胎宝宝先天性疾病发病的概率也会增加。因此，孕妈妈应注意合理补充矿物质。

9208 千焦

孕 7 月，孕妈妈的主食最好是米面和杂粮搭配，副食则要全面多样、荤素搭配。每天摄入的热量最好不要超过 9208 千焦。

孕 7 月所需关键营养素

这个月，小家伙的头发约有 0.5 厘米长，皮肤褶皱更多。胎宝宝的生长、孕妈妈的细胞修复等都需要蛋白质和能量。因此，孕妈妈要坚持正确的方式补充优质营养，充分摄取蛋白质、维生素 E、B 族维生素等营养素。

 铁：孕妈妈缺铁，很容易患缺铁性贫血，这不仅会让孕妈妈感觉头晕乏力，还可能会导致胎宝宝宫内缺氧。

 维生素 E：本月，胎宝宝大脑、皮肤与生殖器的发育处在重要阶段，孕妈妈需要多吃些富含维生素 E 的食物，以保证胎宝宝正常发育。

 锌：足量的锌可确保胎宝宝中枢神经的正常发育，而且孕妈妈缺乏锌还会增加早产的概率，所以从本月开始就要开始注意补充。

 B 族维生素：B 族维生素能够促进蛋白质、碳水化合物、脂肪酸的代谢合成，能满足此阶段胎宝宝的生长所需。

 脂肪：脂肪有益于胎宝宝的中枢神经系统发育和维持细胞膜的完整，孕妈妈每天吃 2 个核桃即可满足需要。

 蛋白质：孕妈妈如果出现因为营养不良导致水肿的情况，就需要注意多补充一些优质蛋白质。

营养不超重食谱

本月是胎宝宝智力增长的关键时期，孕妈妈多吃些核桃、芝麻、花生等健脑食品，以及豆类和谷类等营养较高的五谷杂粮，才能为胎宝宝提供充足、均衡的营养。

营养不胖食材推荐

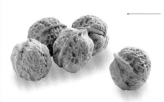

—— 核桃 2670 千焦

核桃可以让人产生强烈的饱腹感，而且对宝宝的大脑发育很有好处。

花生 2402 千焦 ——

花生属于高热量、高蛋白、高纤维食物，花生的饱腹感要强于其他高碳水化合物食物，吃花生后就要减少对其他食品的需要，降低身体总热量的摄取。

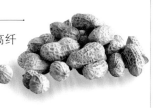

白萝卜 67 千焦

白萝卜热量低，是一种很好的瘦身蔬菜。它含有的胆碱物质能消积化滞，促进脂肪的分解，改善便秘现象，还可以提高孕妈妈的身体免疫力。

Tips

❱ 本月饮食重点应适量摄入优质蛋白质和脂肪，但是孕妈妈还是要控制体重，应避免体重快速增长。

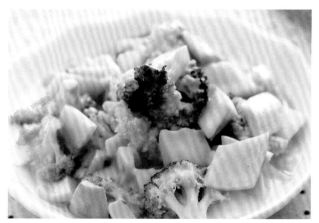

180 千焦 杏鲍菇炒西蓝花

原料：杏鲍菇 1 根，西蓝花 100 克，牛奶 250 毫升，淀粉、盐、高汤各适量。

做法：①西蓝花、杏鲍菇洗净，分别切小块。②油锅烧热，倒入切好的菜翻炒，加盐调味，盛盘。③另起一锅，牛奶加高汤、淀粉，熬成浓汁浇在菜上即可。

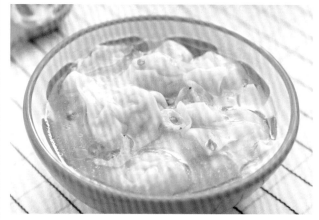

490 千焦 萝卜虾泥馄饨

原料：馄饨皮 10 个，白萝卜、虾仁各 100 克，鸡蛋 1 个，盐、葱花、姜末、虾皮各适量。

做法：①白萝卜、虾仁洗净，剁碎；鸡蛋打散。②油锅烧热，放姜末、虾仁碎、蛋液、盐炒匀，加白萝卜碎搅拌成馅。③馅包入馄饨皮中，煮熟，盛出撒虾皮、葱花。

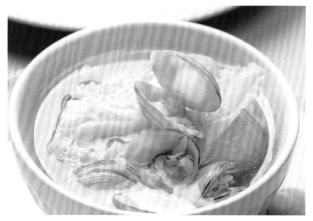

108 千焦 **蛤蜊白菜汤**

原料：蛤蜊 250 克，白菜 100 克，姜片、盐、香油各适量。

做法：①在清水中滴少许香油，放入蛤蜊吐泥，冲洗干净；白菜洗净，切块。②锅中放水、盐和姜片煮沸，放入蛤蜊和白菜块，转中火煮至食材熟透即可。

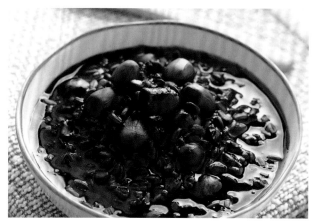

301 千焦 **花生紫米粥**

原料：紫米 150 克，花生仁 50 克，红枣、白糖各适量。

做法：①红枣洗净，去核；紫米洗净，放入锅中，加适量清水煮 30 分钟。②放入花生仁、红枣煮至熟烂，加白糖调味即可。

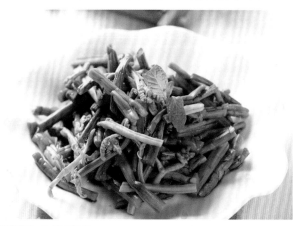

205 千焦 **凉拌蕨菜**

原料：蕨菜 200 克，盐、酱油、醋、蒜末、白糖、香油、薄荷叶各适量。

做法：①将蕨菜放入开水中烫熟，捞出切段。②加入蒜末、酱油、香油、盐、醋、白糖拌匀，最后点缀薄荷叶即可。

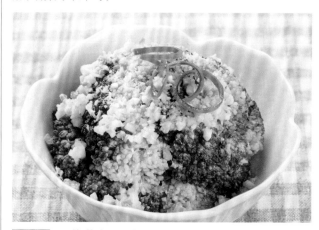

314 千焦 **西蓝花坚果沙拉**

原料：西蓝花 200 克，腰果、核桃、杏仁各 5 克，红椒丝、白酒醋、白糖、盐、蒜末各适量。

做法：①西蓝花洗净后焯熟，掰小朵盛入碗中。②腰果、核桃、杏仁碾碎倒入碗中。③白酒醋、白糖、盐和蒜末搅拌均匀，淋在西蓝花上，用红椒丝点缀即可。

孕 7 月瘦孕生活指南

孕 7 月,孕妈妈由于腹部迅速增大,很容易感到疲劳。孕妈妈平时在生活上要多注意细节,如注意休息,不时变换身体姿势等。由于睡眠受到影响,找到合适的睡姿很重要,还有,放松的心情和家人的关心也非常重要。此外,这个月孕妈妈别忘了留张大肚照哟!

作息时间宜规律

孕 7 月,胎宝宝睡眠周期开始规律,主要通过孕妈妈的作息来辨别白昼和黑夜,孕妈妈宜早睡早起,不宜熬夜,白天也不宜睡得过多,以免晚上睡不着。孕妈妈饮食也宜规律,不能不吃早餐,可以在正餐间加点零食和小点心,以应付饥饿感、胃灼热等孕期不适。

睡足 8 个小时

孕妈妈应该每天晚上 10 点前就寝,睡足 8 个小时。尤其是晚上 11 点到次日凌晨 4 点这段时间内,一定要保证较佳的睡眠质量。

拍张珍贵的大肚照

这个月,孕妈妈的肚子又大又圆,很有"孕"味,此时可以去拍一套大肚照来纪念怀胎十月的艰辛。孕妈妈在拍大肚照时,不能忽略一些拍照细节。

选择专门给孕妈妈拍照的影楼,这样专业性会比较强,而且有很多孕妈妈服装可以选择。

与化妆师沟通,尽量少用化妆品,不要用含铅的化妆品,尤其是不要将唇彩吃到肚子里。

既然是拍大肚照,一定至少要有一组露出肚子的照片。不要害羞也不要遮遮掩掩的,大方地把骄傲的大肚子露出来,还可以涂些亮亮的橄榄油。但要注意对腰腹部的保暖。

拍摄的环境不要太封闭,以免空气不好。拍摄的时间不要太久,避免孕妈妈太累了。

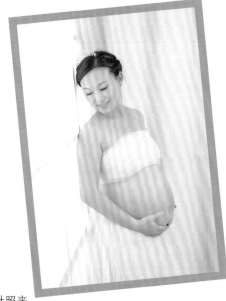

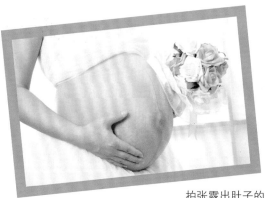

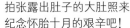
拍张露出肚子的大肚照来纪念怀胎十月的艰辛吧!

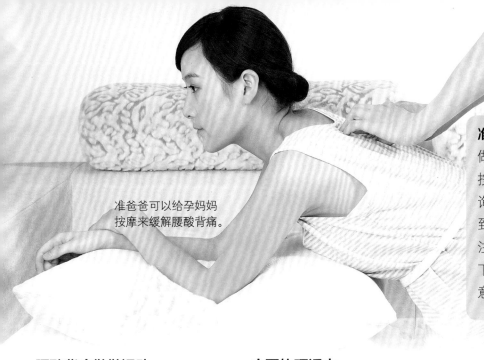

准爸爸可以给孕妈妈按摩来缓解腰酸背痛。

准爸爸陪孕秘籍： 经常为妻子做按摩，消除妻子的身体不适。按摩的手法要轻柔，边按摩边询问今天孕妈妈是否快乐，想到了什么，明天的计划安排。注意不要按摩孕妈妈腰肢以下的部位，以免刺激穴位造成意外。

腰酸背痛做做运动

孕中期后，孕妈妈因子宫增大，身体重心前移，腰背肌肉紧绷，容易造成腰酸背痛甚至会辐射到臀部及大腿背侧。此时，脊椎运动就不可忽视了。而脊椎又是人们平时最难运动到的一个部位，推荐孕妈妈做脊椎伸展运动，这是减轻腰酸背痛最好的方法。

运动时需仰卧，双膝弯曲，双手抱住膝关节下缘，头向前伸贴近胸口，使脊椎、背部及臀部肌肉成弓形，然后放松，每天坚持练数次。

在日常生活中孕妈妈也不宜久站，不宜提重物，不宜穿高跟鞋，以减轻脊椎的压力。

床要软硬适中

随着腹部越来越大，孕妈妈腰背部肌肉和脊椎压力大，要选择软硬适中的床。挑床垫时，先坐在床垫边，站起来后，若发现床垫坐的位置出现下陷，即表示床垫太软。如果是木板床，可以在床上垫两三层厚棉垫或厚薄适宜的海绵垫，以床垫总厚度不超过9厘米为宜。

脚踝运动，缓解腿脚水肿

随着胎宝宝体重的日益增加，为了能轻松行走，孕妈妈需要使自己的脚踝关节变得柔韧有力，这时可以做做脚踝运动。这既能锻炼脚踝，又能缓解怀孕晚期的脚部水肿。

孕妈妈需要坐在床上或地板上，抬起右脚，左右摇摆脚踝并转动脚踝，换左脚重复以上动作。左右脚各做10次。

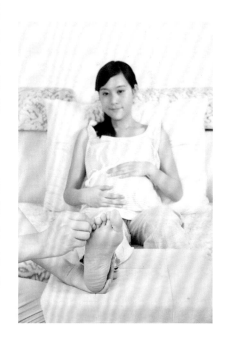

孕 7 月巧运动不长肉

单腿侧伸展

孕 7 月，大部分孕妈妈吃过饭后，都会觉得不消化，这是因为胎宝宝长大了，顶着孕妈妈的胃部。孕妈妈可以经常练习单腿侧伸展式孕妇操，可以促进消化，充分舒展胸廓，释放侧肋的压力。

应对孕期不适
- 释放侧肋的压力，减轻孕妈妈腰部不适。

运动频率：
- 每天运动一两次。

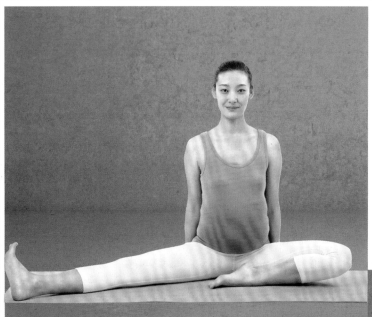

1 坐立于垫子上，屈左膝，将脚跟拉近耻骨的方向，右腿向外打开，尽量伸直且用力下压，检查脚尖、脚踝、膝盖和大腿面是否都指向上方，双手放于身体后方帮助身体向上坐高。

运动小提醒
- 如果孕妈妈在床上做此动作，应选择较硬的床，太软的床不利于保持平衡。
- 当收回右腿时，用右手拖住膝盖窝，向上抬起再把右腿收回。

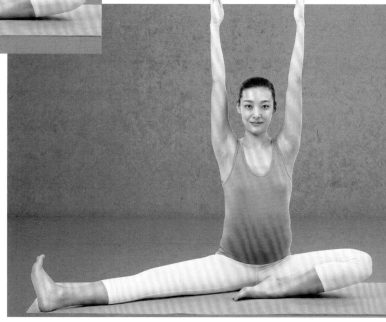

2 吸气，双手尽量高地向上举起，指尖伸直向天空，侧腰与侧肋充分向上延伸。

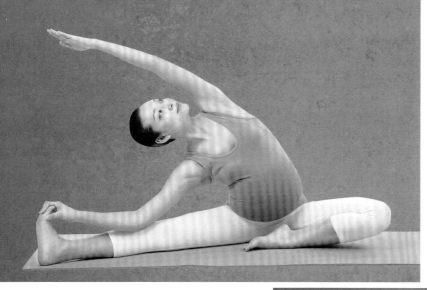

3 呼气，身体向右腿方向侧弯，如果可以，用右手食指与中指勾住右脚脚趾，找到手指拉脚趾的力量，同时脚趾也会有推手指的抵抗。吸气，左手臂向上伸展，尽量伸展侧肋。

4 呼气，带动大臂贴向耳朵的方向，如果可以，身体拉向右腿的方向，更深地体会伸展。在此姿势可停留5~8组呼吸。

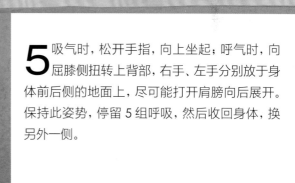

5 吸气时，松开手指，向上坐起；呼气时，向屈膝侧扭转上背部，右手、左手分别放于身体前后侧的地面上，尽可能打开肩膀向后展开。保持此姿势，停留5组呼吸，然后收回身体，换另外一侧。

安全 Tips

柔韧性较差的孕妈妈不用做到特别标准，尽自己所能即可。

第四章　孕晚期

从孕 8 月开始，胎宝宝正式进入发育的最后冲刺阶段，孕妈妈也进入了孕晚期，胎宝宝和孕妈妈的体重都在迅猛增长，孕妈妈身体上的不适也有所增加，不过想到胎宝宝即将出生，孕妈妈会觉得身体上出现的沉重感和不适感也不是什么大问题了。

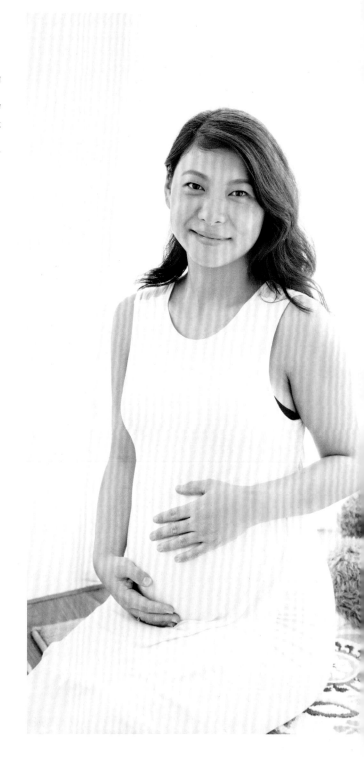

孕8月
增重约1.4千克

孕晚期，胎宝宝的主要任务是长肌肉、脂肪和骨骼，孕妈妈应少吃热量高的食物，以免自己增重过快或是把宝宝养得过大，增加顺产难度。

孕妈妈的变化

本月是子宫收缩最多的时期，生理性的子宫收缩使腹部胀满或变硬。同时，孕妈妈的动作越来越迟缓，也特别容易感到疲劳，之前的腰酸背痛、水肿、便秘等状况，在本月可能还会加重。

胎宝宝的样子

孕晚期，胎宝宝的皮下脂肪已经出现，身体也因此逐渐丰满了起来，头发也变得浓密，眼睛会睁开寻找孕妈妈腹壁外的光源，肺和胃肠功能也更接近成熟。现在胎宝宝的身体就要倒转过来，做好变为头向下的体位准备了，这是有利于顺产的胎位。

孕9月
增重不宜超过2千克

孕妈妈就要开始为分娩做准备了，不仅要为自身储备能量，也为了满足胎宝宝的营养所需。因此到本月末，孕妈妈的体重增长速度会达到最高峰，但体重标准、偏胖孕妈妈本月增重仍应控制在2千克以下。

孕妈妈的变化

子宫底已经升到心窝，孕妈妈可能会感到喘不过气来，心跳加快，食欲减退，尿频更加明显，阴道分泌物更加黏稠。但到本月末，随着胎宝宝位置逐渐下降，孕妈妈的下腹坠胀、呼吸困难和胃部不适等症状会开始缓解。

胎宝宝的样子

这个月胎宝宝会长到大约2.5千克，皮下脂肪大为增加，整体看起来丰满了很多，更漂亮了，呼吸系统、消化系统、生殖器官发育已接近成熟，动作也比以前更剧烈了，手肘、小脚丫都可能会清晰地在孕妈妈的肚子上凸显出来。

孕10月
增重约1.0千克

孕10月，终于要和胎宝宝见面了，但是即便如此，孕妈妈也要站好最后"一班岗"，坚持营养饮食、适度锻炼，以适宜的体重迎接自然的分娩。

孕妈妈的变化

胎宝宝的胎头降入骨盆，孕妈妈会感觉胸部下方和上腹围轻松起来，有的孕妈妈会觉得胎宝宝好像要掉出来了，还会感觉到尿频、便秘明显加重。这时，孕妈妈要注意阴道分泌物是否正常，如发现血迹，应马上就医。

胎宝宝的样子

在孕期的38周到40周，胎宝宝头部进入孕妈妈的骨盆，以头下脚上的姿势缩起来，膝盖紧挨着鼻子，大腿紧贴着身体，全身器官发育完全，胎宝宝随时都可能降临人间。

孕 8 月

从本月开始进入孕晚期，胎宝宝进入了快速发育阶段，身长、体重都越来越接近新生儿了，而且孕妈妈的肚子也越来越大，可能会因此造成孕妈妈行动吃力，这些都是孕 8 月正常的变化。

产检合格，拿到瘦孕通行证

孕 8 月最后一周，孕妈妈每次产检都需要进行胎心监护，以动态监护胎宝宝的活动情况。同时，医生会做骨盆测量，以检查骨盆大小和形态，判断是否适合顺产。借此，还可经阴道检查胎位，及时纠正胎位不正。这时的产检一般 2 周一次。

孕 8 月产检项目

产检项目	检查内容或目的	标准值
尿常规检查	• 便于医生了解肾脏的情况	• 正常：尿蛋白、尿葡萄糖及尿酮体均为阴性
血压检查	• 检测孕妈妈是否患有高血压或低血压	• 收缩压（即高压）：90~140 毫米汞柱 • 舒张压（即低压）：60~90 毫米汞柱
体重检查	• 通过孕妈妈的体重增长情况对孕妈妈进行合理的饮食指导	• 每周可以稳定增加 0.45 千克
超声波检查	• 主要目的是监测胎宝宝发育情况、羊水量、胎盘位置、胎盘成熟度及胎宝宝有无畸形，了解胎宝宝发育与孕周是否相符	• 无标准值，个人差异大
血常规检查	• 检查有无贫血	• 血红蛋白计数：110~150 克 / 升
听胎心音	• 一般从孕 32 周开始，借助仪器记录下瞬间的胎宝宝心率的变化，推测出宫内胎宝宝有无缺氧	• 正常范围：每分钟 120~160 次
白带检查	• 判断孕妈妈是否有生殖道感染	• 正常 pH 值为 4.5
骨盆检查	• 骨盆狭小或畸形骨盆均可引起难产	• 具体结果见下页专家解读

注：以上产检项目可作为孕妈妈产检参考，具体产检项目以医院及医生提供的建议为准。

专家解读产检报告

骨盆测量：本月的骨盆测量一般为外测量，以判断孕妈妈的骨盆状态及是否适合顺产等。

检查项目	测量位置	正常值	作用
髂棘间径	孕妈妈仰卧，用骨盆测量尺测两髂前上棘外缘间的距离	23~26 厘米	髂棘间径和髂嵴间径这两条径线可相对地反映骨盆入口横径的大小
髂嵴间径	孕妈妈仰卧，测两髂嵴外缘间的最宽距离	25~28 厘米	髂棘间径和髂嵴间径这两条径线可相对地反映骨盆入口横径的大小
骶耻外径	孕妈妈侧卧，上腿伸直，下腿弯曲，测耻骨联合上缘中点到第五腰椎棘突下的距离	18~20 厘米	此径线可间接推测骨盆入口前后径的大小
坐骨结节间径	两坐骨结节内侧间的距离	8.5~9.5 厘米	代表骨盆出口的横径
耻骨弓角度	测量耻骨联合下缘	正常值约 90°，小于 80° 为不正常	此角度反映骨盆出口横径的大小

白带检查：本月要进行白带检查，以判断阴道清洁度。

清洁度	阴道杆菌	球菌	上皮细胞	脓细胞或白细胞
Ⅰ	++++	-	++++	0~5 个 /HP
Ⅱ	++	-	++	5~15 个 /HP
Ⅲ	-	++	-	15~30 个 /HP
Ⅳ	-	++++	-	>30 个 /HP

注："+"这一符号只说明该妇女感染了滴虫或真菌，并不说明其感染的严重程度。其中：Ⅰ～Ⅱ为正常，Ⅲ～Ⅳ为异常，可能为阴道炎，同时常可发现病原菌、真菌、阴道滴虫等。做清洁度检查时应同时做滴虫、真菌检查。

准爸爸陪产提醒：提醒孕妈妈在检查前一天晚上和当天早晨用清水适当清洗一下外阴，并且注意饮食，不要吃过多油腻、不易消化的食物。

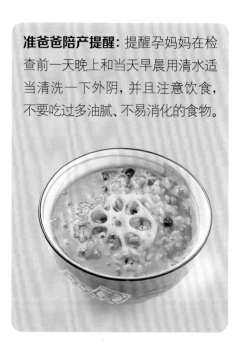

孕 8 月体重管理

从现在开始直至分娩，孕妈妈的体重将增长 3~4 千克。现在，胎宝宝正在为出生做最后的冲刺，孕妈妈的体重每周增长 0.5 千克也是可能的，但是最好不要超过这个数值，否则会使胎宝宝过大，影响顺产。

摄入有量，孕晚期不长胖

孕晚期，孕妈妈要控制碳水化合物、糖、盐的摄入量，以免引起过度肥胖，引发妊娠糖尿病、妊娠高血压疾病等。如果孕妈妈的体重已经超标了，可以适当减少米、面等主食的摄入量，但不要完全不吃主食。必要时，孕妈妈可咨询医生，制定个性化饮食餐单。

不想长胖也不能不吃脂肪

孕妈妈摄入适量脂肪，是胎宝宝正常发育的重要保证，孕妈妈可千万不能因为看到本月体重

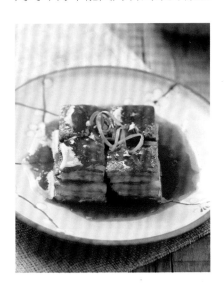

大增就不摄入脂肪了，缺乏脂肪会影响到胎宝宝的大脑发育，甚至会造成无法弥补的脑损伤，因此孕妈妈在控制体重时，可以多吃鱼类等富含不饱和脂肪酸的食物。

每天各 3 份蔬菜和水果

有研究显示，每天摄取 3 份蔬菜和 3 份水果，不但能降低心脑血管疾病发生的概率，对于孕妈妈体重的控制也很有帮助。尤其是水果中丰富的膳食纤维，能把体内的油脂废物排出来。

一份蔬菜保持在 150 克左右即可，水果可在 80~100 克，一般半个苹果就有 100 克左右。孕妈妈可以根据自己的情况选择食用。

控制体重的秘诀是坚持运动

进入孕晚期的孕妈妈出现体重增长过快的情况很普遍，饮食控制是一方面，运动控制也不能忘记。本时期，孕妈妈的肚子越来越大，运动过程中的危险增加

了，孕妈妈在锻炼时要更加小心，但是不要因为担心就放弃了运动，这样并不利于顺产，反而会导致孕妈妈和胎宝宝体重超重，影响到身体健康。

运动控制体重，也要注意安全

孕 8 月，孕妈妈的腹部很大，散步时可能已经看不到脚下的路了，易出现跌倒、撞到腹部的危险。因此孕妈妈要格外注意安全，最好有家人陪同一起外出，散步时也不要东张西望，注意看清前面的路，也要注意着装轻便，以防止衣物被东西勾住，致使孕妈妈跌倒。

另外，不要做转动腰部的运动，因为腰背部在孕晚期承受的压力非常大，此时要注意腰背部的休息。散步时手摆幅度要小，脚跨步伐也要小，以免造成子宫收缩。而且在运动时，也要控制运动强度，不要让心跳过快，超过 140 次 / 分，体温不要超过 38℃。

孕 8 月体重计划

孕 8 月每周体重增长不宜超过 0.35 千克，虽然进入孕晚期后，孕妈妈出现体重增长过快的情况很普遍，但依旧需要控制饮食，坚持锻炼。

多吃粗粮

孕妈妈可以吃些黑豆浆、麦片粥、红薯等粗粮食品，达到营养全面、控制体重的目的。

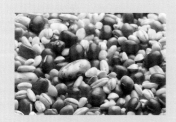

多吃蔬菜

孕妈妈可以食用含糖量低的蔬菜，如黄瓜、番茄等代替含糖量高的水果，来满足身体对维生素的需要。

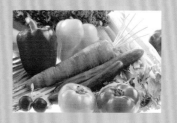

注意食品卫生

孕妈妈可以适当吃些少油少盐的拌凉菜，有利于控制体重，但一定要将蔬菜洗干净，保证饮食卫生。

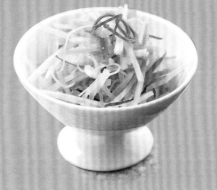

锻炼骨盆

孕妈妈散步的时候，可以加上静态的骨盆底肌肉和腹肌的锻炼，既可以为顺产做准备，又对控制体重有帮助。

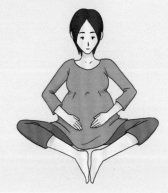

孕 8 月营养不胖饮食方案

孕妈妈在本月补充营养的同时，一定要谨记少吃多餐的原则，睡前 1 杯牛奶，能为孕晚期快速增长的胎宝宝提供钙质。避免高热量食物的摄入，以免体重增长过快。孕晚期每周体重增加 0.3~0.5 千克比较合适。

孕妈妈吃得多并不好

孕晚期的胎宝宝仍处在迅速发育时期，孕妈妈的饮食可以相应地有所增加，但是一定不要超量，以免摄入过多热量引起过度肥胖。虽然胎宝宝对营养的需求有所增加，但并不是孕妈妈吃得越多越好，胎宝宝的吸收毕竟有限，摄入过多只会让孕妈妈的体重增长，并无其他益处。

时刻预防营养过剩

孕期，由于母体要为胎宝宝的生长发育、生产和哺乳做准备，因此，激素的调节使孕妈妈生理

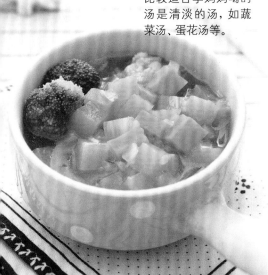

比较适合孕妈妈喝的汤是清淡的汤，如蔬菜汤、蛋花汤等。

上发生很大变化，对营养物质的需求量比孕前要大很多，食欲剧增。尤其在孕中期和孕晚期，孕妈妈一定要注意营养不宜过剩。孕期热能和某些营养素的过剩，会对孕妈妈及胎宝宝产生不利的影响。

孕期营养过剩，尤其热能及脂肪摄入过多，可导致胎宝宝巨大和孕妈妈患肥胖症，这会使孕期患妊娠高血压疾病及难产的概率增加。因此，孕期营养要保持合理、平衡状态，使体重保持理想状态。

不要天天喝脂肪含量很高的汤

孕晚期不宜天天喝浓汤，即脂肪含量很高的汤，如猪蹄汤、鸡汤等，因为过多的高脂食物不仅让孕妈妈身体发胖，也会导致胎宝宝过大，给自然分娩造成困难。

比较适宜的汤是富含蛋白质、维生素、钙、磷、铁、锌等营养素的清汤，如瘦肉汤、蔬菜汤、

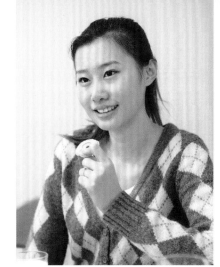

孕晚期一定要注意控制饮食，不要营养过剩。

蛋花汤、鲜鱼汤等。而且要保证汤和肉一块吃，这样才能真正摄取到营养。

多吃利尿、消水肿的食物

本月由于胎宝宝增大，压迫孕妈妈的下肢静脉，引起下肢静脉回流受阻，有些孕妈妈在这一时期已经开始出现水肿。本月孕妈妈可以多吃一些利尿、消水肿的食物，这些食物既可以提供多种营养素，同时又不会出现服用利尿药物后对孕妈妈和胎宝宝产生的不利因素。

孕妈妈每天坚持进食适量的蔬菜和水果，就可以增强肌体抵抗力，加速新陈代谢，因为蔬菜和水果中含有人体必需的多种维生素和矿物质，有利于减轻妊娠水肿的症状。

睡前不要吃胀气的食物

有些食物在消化过程中会产生较多的气体，从而产生腹胀感，会影响孕妈妈正常睡眠。如蚕豆、洋葱、青椒、茄子、土豆、红薯、芋头、玉米、香蕉、面包、柑橘类水果和添加木糖醇等甜味剂的饮料及甜点等，孕妈妈要尽量避免晚餐及睡前食用这些食物。

注意营养搭配

孕晚期，胎宝宝的体重增加很快，如果营养不均衡，孕妈妈往往会出现贫血、水肿、高血压等并发症。要想达到均衡多样的营养，孕妈妈就要注意平衡膳食。孕妈妈所吃的食物品种应多样化，荤素搭配，粗细粮搭配，主副食搭配，且这种搭配要恰当。副食可以选择牛奶、鸡蛋、豆制品，以及禽肉类、鱼虾类和蔬果类。

总而言之，孕妈妈不能挑食，还要适当补充铁，预防贫血；补充钙、磷等，有助于胎宝宝骨骼及脑组织发育。可经常吃些牛奶、豆制品和虾皮等补充钙质。

9418 千焦

孕 8 月，胎宝宝生长速度增至高峰，孕妈妈的基础代谢也达到高峰。为了避免体重超重，本月，孕妈妈每天宜摄取 9418~9836 千焦热量。

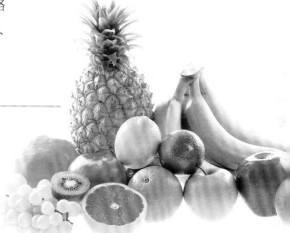

孕 8 月所需关键营养素

孕 8 月，胎宝宝开始在肝脏和皮下储存糖原及脂肪。此时若碳水化合物摄入不足，将造成孕妈妈蛋白质和脂肪过量消耗，所以孕 8 月应保证热量的供给，增加主食的摄入，如大米、面粉等。

碳水化合物：从本月开始，胎宝宝就开始在肝脏和皮下储存糖原及脂肪了，孕妈妈要及时足量补充碳水化合物。

α-亚麻酸：孕妈妈适量补充 α-亚麻酸，有助于胎宝宝在肝脏中生成可以帮助完善大脑和视网膜发育的 DHA。

铁：本月，胎宝宝除了造血需要铁质外，其脾脏也需要储存一部分铁，以避免宝宝在婴儿期出现贫血情况。

维生素 C：本月，孕妈妈体内维生素 C 也处于较低状态，此时适当补充有益于孕妈妈吸收的铁元素，可以保证自身和胎宝宝的健康。

钙：孕晚期是胎宝宝大量储存钙的时期，如果孕妈妈摄入不足，容易导致胎宝宝在出生后出现软骨病的危险。

蛋白质：孕妈妈的基础代谢达到高峰，胎宝宝生长速度也增至最高值，需要储存大量的蛋白质，所以孕妈妈应尽量补充。

调整饮食预防早产

虽然孕妈妈和准爸爸都想早点见到宝宝，可是宝宝过早出生却不太好。早产对宝宝威胁较大。因为他的身体未完全发育好，各器官发育不成熟，有可能引起一系列病症和生命危险。所以孕妈妈准爸爸要预防早产，不仅要在生活和工作中注意安全，也要通过调整饮食避免早产。

吃鱼防早产

鱼肉中含有丰富的蛋白质和脂肪酸，孕妈妈在孕晚期经常吃鱼可帮助胎宝宝成长，减少新生宝宝体重不足的发生概率。鱼肉富含的 ω–3 不饱和脂肪酸可促进胎宝宝大脑发育，也有助于胎宝宝孕晚期皮下脂肪的积累。所以，孕妈妈可适当多吃鱼类食物。

含铜食物可防止胎膜早破

铜在胶原蛋白和弹性蛋白的成熟过程中起重要作用，而胶原蛋白和弹性蛋白又为胎膜提供了特别的弹性与可塑性。如果孕妈妈体内铜元素水平低就极易导致胎膜变薄，弹性和韧性降低，从而发生胎膜早破。从孕中晚期到宝宝出生，孕妈妈对铜的需求量约增加 4 倍。

孕妈妈体内的铜往往以食物摄入为主。含铜量高的食物有动物肝脏、豆类、海产类、贝壳类、蔬菜、水果等。

避免吃马齿苋

马齿苋又名瓜仁菜，既是药物，又可当菜食用。但马齿苋性寒凉而滑利，对子宫有明显的兴奋作用，会使子宫收缩频率增多、强度增大，易造成流产或早产。因为马齿苋常做凉拌菜食用，故爱吃凉拌菜的孕妈妈此时不要吃马齿苋。

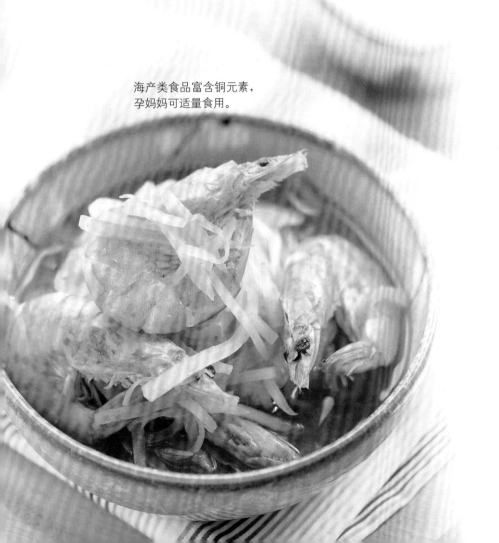

海产类食品富含铜元素，孕妈妈可适量食用。

准爸爸陪孕提醒： 过度精神刺激、过度劳累和食用不洁食物，都容易引起腹痛、腹泻而诱发早产，因此准爸爸要提前为孕妈妈提供洁净的饮食，也要监督孕妈妈减少外出就餐次数。

预防早产食材

怀孕 8 个月已到了孕晚期，孕妈妈应开始注意预防早产了。除了日常行动多加小心外，也可常吃些能预防早产的食物。

①

鲤鱼

鲤鱼中含有丰富的维生素 E、钾、镁、锌等，有利于胎宝宝的健康成长，是安胎、养胎的好食材。研究人员发现，吃鱼多的孕妈妈生下早产和体重过轻的婴儿比重较小，所以为了分娩足月健康的胎宝宝，孕妈妈不妨在孕晚期多吃些鱼。

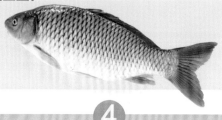

②

菠菜

菠菜是孕妈妈较佳的安胎蔬菜，富含大量的叶酸。孕晚期缺乏叶酸，会增加早产及分娩低体重胎儿的概率。但菠菜含草酸也多，会干扰人体对钙、铁、锌等微量元素的吸收，可将菠菜放入开水中焯烫，大部分草酸即被破坏。

④

牡蛎

牡蛎所含锌元素的量很高，每 100 克的牡蛎中锌元素的含量可达到 100 毫克，堪称锌元素的宝库。孕妈妈不妨适当多吃一些牡蛎，以补充锌元素，有利于避免因妊娠并发症而发生的早产。

⑤

蛤蜊

蛤蜊又名蛤，有花蛤、文蛤等种类，其肉质鲜美，被称为"天下第一鲜""百味之冠"，是高蛋白、低脂肪的贝类食物，也是孕妈妈补锌的优选食材。蛤蜊可以帮助孕妈妈抗压舒眠，缓解孕期焦虑情绪。

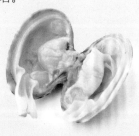

营养不超重食谱

　　为预防贫血，孕妈妈的食谱中应增加含铁量高的食物。动物肝脏是不错的选择，但是内脏中含有较多的胆固醇和少量未代谢掉的有害物质，长期大量服用的话，反而会影响孕妈妈和胎宝宝的健康。

营养不胖食材推荐

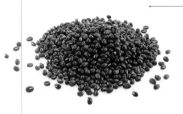

红豆 1352 千焦

红豆富含维生素 B_1、维生素 B_2、蛋白质及多种矿物质，有补血、利尿、消肿、促进心血管活化等功效。红豆中的石碱成分可促进肠胃蠕动，减少便秘，促进排尿，消除心脏或肾病所引起的水肿。

猪肝 540 千焦

猪肝中铁含量极高，是很好的补铁食物，还富含蛋白质、维生素 A、维生素 C 等营养素，对孕妈妈有保健作用，同时对胎宝宝视力发育有好处。

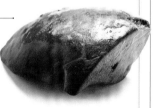

Tips

❱ 孕晚期孕妈妈应适量增加鱼类、禽类、蛋类、瘦肉类等摄入，以补充铁元素。

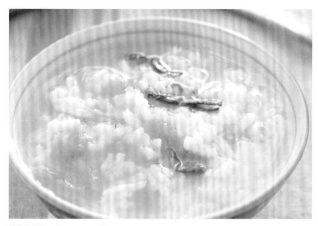

105 千焦　南瓜油菜粥

原料：大米 50 克，南瓜 100 克，油菜 2 棵，盐适量。

做法：①南瓜去皮，去瓤，洗净，切成小丁；油菜洗净，切丝；大米淘洗干净。②锅中放大米、南瓜丁，加适量水煮熟，最后加油菜丝、盐略煮即可。

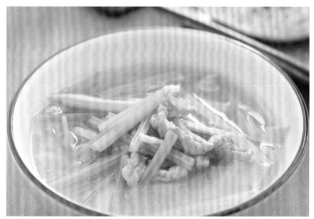

126 千焦　芹菜竹笋猪瘦肉丝汤

原料：芹菜 100 克，竹笋、猪瘦肉丝、盐、淀粉、高汤各适量。

做法：①芹菜洗净，切段；竹笋洗净，切丝；猪瘦肉丝用盐、淀粉腌 5 分钟。②高汤倒入锅中煮开，放入芹菜段、竹笋丝、猪瘦肉丝。③待肉熟后加盐调味即可。

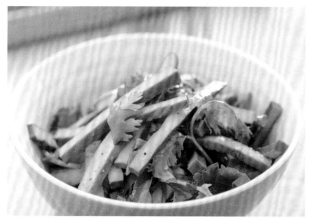

352
千焦 **凉拌豆腐干**

原料：豆腐干 100 克，葱花、香菜、盐、香油各适量。

做法：①豆腐干洗净，切成细条；香菜洗净，切小段。②将豆腐干条与葱花、香菜段混合，再加盐、香油拌匀即可。

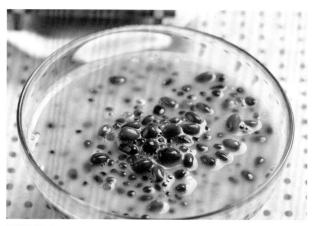

234
千焦 **红豆西米露**

原料：红豆 50 克，牛奶 200 毫升，西米、白糖各适量。

做法：①红豆提前浸泡一晚，加水煮软，盛出拌白糖。②西米用水煮至中间剩下个小白点，关火闷 10 分钟。③红豆和西米、牛奶拌匀，放冰箱中冷藏半小时。

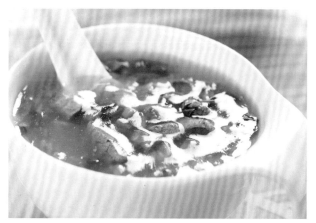

356
千焦 **三色肝末**

原料：猪肝、西红柿各 100 克，胡萝卜半根，洋葱半个，菠菜 20 克，肉汤、盐各适量。

做法：①猪肝、胡萝卜分别洗净，切碎；洋葱去皮，切碎；西红柿洗净，切丁；菠菜洗净，焯烫后切碎。②将上述食材放入锅内并加入肉汤煮熟，加盐调味即可。

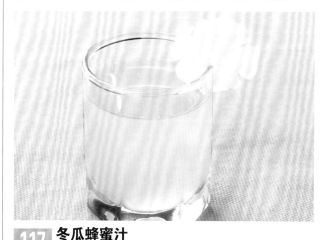

117
千焦 **冬瓜蜂蜜汁**

原料：冬瓜 200 克，蜂蜜适量。

做法：①冬瓜洗净，去皮和瓤，切块，放锅中煮 3 分钟，捞出。②将熟冬瓜块放入榨汁机中，加适量温开水榨成汁。③食用时加入适量蜂蜜调匀即可。

孕8月瘦孕生活指南

孕8月，孕妈妈的身体越来越笨重，会感到很疲劳，胎宝宝正快速生长发育着，孕妈妈的行动会更加不便，所以本月孕妈妈在生活上，要更加注意生活起居、身体健康指标，尽量避免独自出门，避免过度劳累。

健康管理体重有方法

1	多喝水，防便秘	孕晚期，胎宝宝更大了，会压迫孕妈妈的直肠，易造成孕妈妈便秘，孕妈妈每天多喝些水可以滋润肠道，软化大便，能有效缓解便秘情况。
2	睡前泡脚	孕晚期，大大的腹部压迫下肢，易引发水肿，晚上也睡不踏实，孕妈妈可以在睡前用热水泡脚，缓解一天的疲劳，还有助于促进腿部循环，帮助入眠。
3	吃凉菜注意饮食卫生	凉菜中少放油、少盐，是非常适合控制体重的，孕妈妈在吃凉拌菜时，一定要将所用的蔬菜清洗干净，在制作过程中最好也用开水烫一下。

准爸爸要对孕妈妈更加关心，多与她聊天交流，缓解孕妈妈的心理压力。

放缓生活节奏

孕晚期，孕妈妈身体负担增加，生活节奏宜放缓，工作量、活动量都应适当减少。如果身体情况不乐观，孕妈妈可以申请休假。不过，在孕妈妈暂时离开工作岗位前，应为工作交接做好准备。找一个适当的时间，与上司、接任者和同事对细节问题进行沟通，并商量好保持联系的方式、时间，以保证在孕妈妈休假期间工作顺利进行，同时也让孕妈妈获得一个相对清静的假期。

多与人交流缓压

孕晚期，孕妈妈易心情烦躁，常常为即将到来的分娩感到焦虑，不妨找周围的孕妈妈或者有宝宝的妈妈一起聊聊天，询问别的孕妈妈是否有同样的感觉，或者问问已经有宝宝的妈妈是如何度过这段时期的。其实，几乎所有的孕妈妈都经历过孕期焦虑，而几乎所有的焦虑最终都是"无效焦虑"，大多数宝宝都会平安、健康地来到这个世界的。

左侧卧，准备护腰枕

到了孕晚期，子宫受到压迫，影响胎宝宝的氧气供给，如果孕妈妈采用左侧卧睡眠，可以缓解子宫供血不足的状况，有利于胎宝宝生长发育和孕妈妈顺产。孕妈妈还可以使用护腰枕，它可以托住腹部和腰部，帮助孕妈妈采用正确的睡姿，减轻孕期不适感。

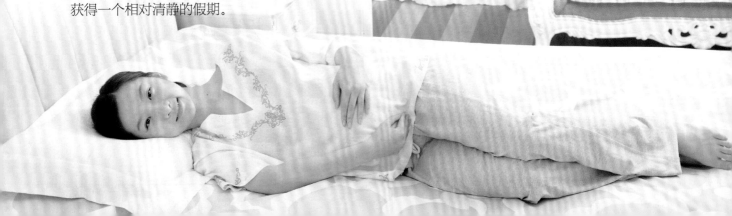

别过度保护孕妈妈

孕8月，孕妈妈的行动越来越笨重了，确实需要家人的照顾，但家人也别过度保护孕妈妈。传统观点认为孕妈妈活动越少越安全，吃得越多越营养，所以什么也不让孕妈妈干，甚至有的家庭还不让孕妈妈上班。

其实孕妈妈活动量过少，会使体质变弱，不仅增加难产的发生率，还不利于胎宝宝的生长发育。缺乏锻炼，还会使腹肌收缩力减弱，分娩时产力不足，不利于顺产。

孕晚期旅行容易导致早产

怀孕后，孕妈妈体内各系统都会发生很大的变化，到了孕晚期这些变化更为明显。首先，子宫、乳房逐渐增大，血容量逐渐增加，身体负担明显加重；其次，胃酸分泌减少，胃蠕动减弱，易出现腹胀和便秘；再者，骨盆韧带变软，关节略松，严重时可造成关节疼痛，加上胎宝宝在肚子里逐渐增大，使孕妈妈体重明显增加，致使孕妈妈行动不太灵活，容易疲劳。

如果孕晚期长途旅行，孕妈妈会因乘车时间过长、体力消耗过度、食欲不佳、睡眠不足等诱发疾病，加上不良环境因素的作用（如路途颠簸、天气变化、环境嘈杂、乘车疲劳等），也会对孕妈妈心理产生负面影响，不利于胎宝宝的生长发育，甚至会导致早产。

外出旅行人多拥挤，建议孕妈妈在孕晚期不要出远门，以保障孕妈妈和胎宝宝的安全，避免旅途中突然临产从而增加危险。

上班族孕妈妈该交接工作了

随着预产期越来越近，孕妈妈的肚子越来越大，行动也越来越不方便，上班族孕妈妈应准备工作交接事宜了。如果每天的工作至少有4小时以上在行走，孕8月后孕妈妈应准备着手工作交接，准备离开岗位回家待产了。如果孕妈妈感觉工作疲劳，就偶尔请一天假，休息一下，不宜再做"工作狂"。从事办公室工作的孕妈妈，要经常站起来走一走。

准爸爸陪孕提醒： 把所有的家务活都包揽下来，因为孕妈妈即使想做家务也是有心无力，她需要更多的精力为分娩做准备。

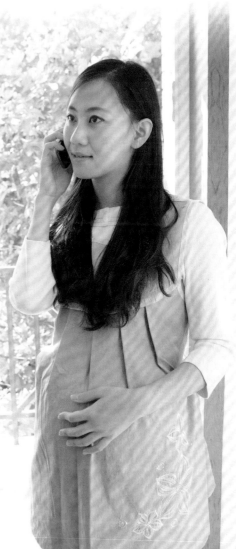

孕妈妈此时应将工作开始交接，以便之后能安心待产。

孕 8 月巧运动不长肉

伸腿弯腿运动

　　孕 8 月，随着腹部的增大，下肢压力变得越来越大，有些孕妈妈还会出现下肢水肿的现象。孕妈妈平时也可以做一些小运动，促进脚部及下肢的血液循环。

应对孕期不适
- 促进下肢血液循环，缓解腿部水肿。

运动频率：
- 每组运动做 8~12 次，每周做三四次。

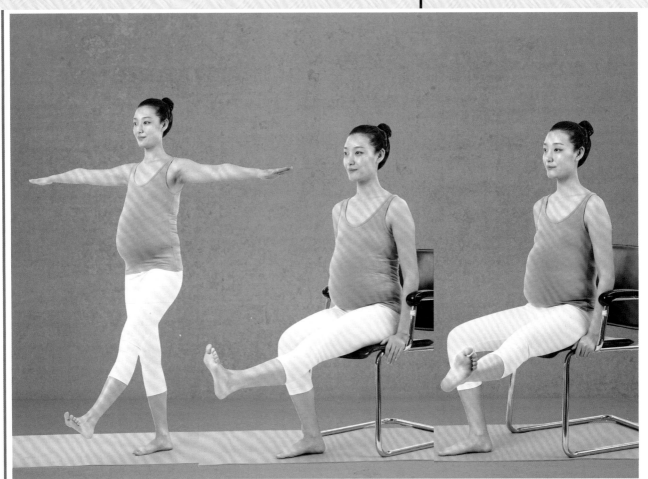

1 站立，双腿分开与肩同宽，呼气，抬起手臂至与肩平，抬高左腿，并使踝关节弯曲，脚趾朝向自己。吸气时收回，再换另一侧做。

2 步骤 1 做 3~5 组后，孕妈妈可以坐在椅子上，重复站立时的动作。

3 孕妈妈依旧坐在椅子上，一条腿向外、向侧面伸出，脚由内向外转动，并带动腿部运动。每一侧做 3~5 次即可。

庙式

　　分娩是个体力活，全身需要用力，尤其是大腿和臀部。庙式孕妇操的下蹲动作，可以使大腿肌肉更有力，还可以扩张骨盆。孕妈妈坚持做此套动作，还可以强壮肾脏，减轻泌尿系统和子宫的功能障碍。

应对孕期不适
- 减轻尿频症状。
- 有助于骨盆扩张，对缩短产程有一定帮助。

运动频率：
- 一天可运动两三次。

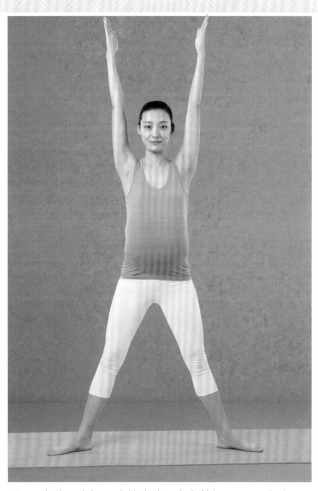

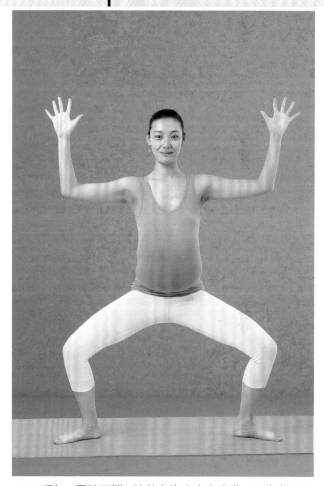

1 双脚分开大概两肩的宽度，脚向外打开 45° 左右，双腿有力量地伸直，膝盖向上提起，吸气，举双臂向上伸展，手心相对，肩膀放松下沉。

2 呼气，屈膝下蹲，膝盖向脚尖方向弯曲，双脚向下用力。如果能做到，尽可能蹲至大腿与地面平行的位置，双手肘弯曲至 90°，向后打开手肘，手掌和手指尽量张开，吸气时向上站起。此体式可做 8~10 组。

孕 9 月

孕 9 月，孕妈妈就连睡觉也会觉得辛苦，可是这辛苦之后是甜蜜，宝宝到来的幸福会让妈妈觉得任何辛苦都是值得的。这个月的胎宝宝似乎也很期待和妈妈见面，胎动的力气比以前大很多。但孕妈妈和胎宝宝都不要着急，还有 1 个多月就能见面啦！

产检合格，拿到瘦孕通行证

孕 9 月的产检也是每 2 周 1 次，产检项目除了常规地完成前几次检查的项目外，医生还会进行有关分娩前的准备检查，如骨盆内测量、心电图。由于临近产期，孕妈妈要积极配合医生做胎心监护，随时监测胎宝宝胎动、胎心，随时准备迎接宝宝的到来。

孕 9 月产检项目

产检项目	检查内容或目的	标准值
尿常规检查	• 便于医生了解肾脏的情况	• 正常：尿蛋白、尿葡萄糖及尿酮体等均为阴性
血压检查	• 检测孕妈妈是否患有高血压或低血压	• 收缩压（即高压）：90~140 毫米汞柱 • 舒张压（即低压）：60~90 毫米汞柱
体重检查	• 通过孕妈妈的体重增长情况对其进行合理的饮食指导	• 每周可以稳定增加 0.4 千克
超声波检查	• 主要目的是监测胎宝宝发育情况、羊水量、胎盘位置、胎盘成熟度及胎宝宝有无畸形，了解胎宝宝发育与孕周是否相符	• 无标准值，个人差异大
血常规检查	• 检查有无贫血	• 正常范围内即可
听胎心音	• 推测出宫内胎宝宝有无缺氧	• 正常范围：每分钟 120~160 次
白带检查	• 判断孕妈妈是否有生殖道感染	• 正常 pH 值为 4.5
心电图	• 判断孕妈妈心脏能否承受生产压力	• 一般情况都是正常的，如有异常，医生往往建议再次检查
胎位检查	• 确定孕妈妈自然分娩还是手术助产	——

注：以上产检项目可作为孕妈妈产检参考，具体产检项目以医院及医生提供的建议为准。

专家解读产检报告

要完全看懂心电图，很有难度。孕妈妈最好询问医生。心电图由 P 波、QRS 波、ST 段、T 波和 U 波组成。一小格是 0.04 秒，一颜色深的大格是 25 小格也就是 1 秒，数 6 个这样的格子内的搏动然后乘以 10 就是心率。两个搏动之间也就是两个 QRS 波之间的距离越小，心率越快。PR 间期反映的是房室传导速度，太长说明阻滞。孕妈妈心率在 60~100 次为正常。PR 间期 145 毫秒，说明心房功能好，没有传导阻滞。ST 没异常，说明心肌供血正常。

一次过产检，专家来支招

心电图指的是心脏在每个心动周期中，由起搏点、心房、心室相继兴奋，伴随着心电图生物电的变化，通过心电描记器从体表引出多种形式的电位变化的图形。心电图是心脏兴奋的发生、传播及恢复过程的客观指标。

孕晚期是心脏压力最大的时候，临产前做个心电图是非常有必要的，可以判断心脏能否承受分娩压力。

有的孕妈妈本来心脏没有什么问题，但是做心电图的时候没有注意，影响了检查结果，可能会重复做两三次检查，人为地造成紧张情绪。那么，做心电图都需要注意什么呢？

不要空腹做心电图，以免出现低血糖，可能会引起心跳加速，影响心电图的结果。

不要在匆匆忙忙的状态下去做心电图，检查前最好先休息一会儿，等平静下来再做检查。检查时既不要紧张，也不要说话，否则会产生干扰现象。

做心电图时，要穿一些容易穿脱的衣服，最好别穿连衣裙。

产检注意事项： 做心电图检查时，如果身上有手表、手机等设备，最好取下来放在一边，以免产生干扰。

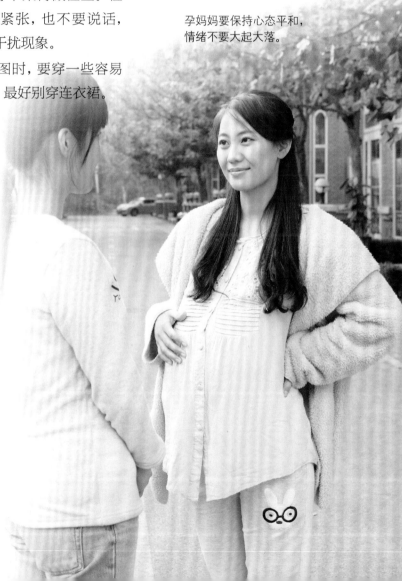

孕妈妈要保持心态平和，情绪不要大起大落。

孕 9 月体重管理

本月，体重标准、偏瘦的孕妈妈的体重大约以每周 0.5 千克的速度增长，不过这些重量几乎有一半长在了胎宝宝身上，这是因为胎宝宝正在为自己在母体外的生活开始做准备。

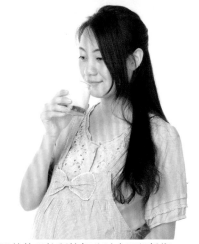

即使体重控制较好此时也不能松懈。

体重控制较好的孕妈妈不要放松

体重增长标准的孕妈妈也不要放松警惕，坚持合理饮食，少吃容易增肥的食物，如蛋糕、薯片等高糖分、高热量的食物；坚持进行适量舒缓的运动，提高孕妈妈的基础代谢，既控制体重也能增强体质，对孕妈妈顺利分娩有帮助。

食不过量对控制体重很有帮助

在随时准备生产的孕 9 月，孕妈妈的饮食更要做到摄入营养均衡，热量不超标，并且坚持每天按此标准进食，配合适当的运动，这样才能够保证胎宝宝的

食不过量≠盲目节食：食不过量不等于盲目减少食量，有很多孕妈妈在这个时候发现自己体重超重，便采用缩减每日饮食的方法来控制体重，这样做有害无益，既无法保证摄入足够的营养，也会导致孕妈妈分娩时无力，出现难产的情况。

正常发育、孕妈妈的健康和顺利分娩。

体重增加过快、过多，要去医院就诊

在本月孕妈妈体重迅速增长是很普遍的，体重标准的孕妈妈尽量将每周体重增加控制在 0.5 千克以内，偏胖的孕妈妈则应控制得更严格。如果孕妈妈每周体重超过了 2 千克，不要认为只是这一周自己吃得多了、运动少了，一定要引起重视。其实到了孕 9 月，孕妈妈的体重大幅度、快速增长很可能使孕妈妈和胎宝宝的健康受到威胁，孕妈妈应当尽快去医院就诊，及时检查胎宝宝的情况。

躺着养胎易发胖

离预产期越来越近，孕妈妈的肚子也越来越大，有些孕妈妈停止了运动，转而在家静卧养胎，一些孕妈妈是因为觉得行动不便，怕出现意外，也有一些孕妈妈是因为觉得憋闷气短而放弃了继续运动。其实，如果孕妈妈没有胎盘低置、羊水过少等情况，在做好安全防护的基础上坚持进行舒缓的运动是好的，这样不仅能够增加运动量，有利于孕妈妈控制体重，还能保持肌肉力量，为顺产增强产力，可大大缩短分娩时间、降低分娩难度。

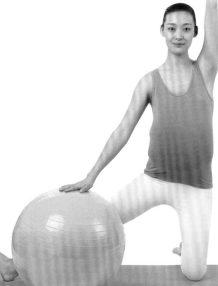

计算孕期体重有方法

孕妈妈称体重时，应有一个固定的体重秤，不能今天用这个秤，下周又用那个秤，没有参考的标准。

建议孕妈妈买一个精确到克的体重秤，每周固定某一天，晚饭前、排便后，大约以相同的着装进行测量，可以比较准确地反映每周体重增长的情况。

孕妈妈可以根据每天体重的变化，来调节饮食。增长过多，就要减少碳水化合物、脂肪以及水果和零食的摄入；增长不足，就要增加蛋白质、蔬菜水果以及脂肪和糖的摄入。

准爸爸陪孕提醒： 有些孕妈妈会在孕晚期出现经常饥饿、嘴馋情况，会经常吃夜宵，这样不但会导致肥胖，还会影响孕妈妈的睡眠质量，导致产后恢复能力差，准爸爸要监督孕妈妈不吃夜宵。除此之外，准爸爸自己也要避免吃夜宵。

孕 9 月体重计划

孕 9 月每周体重增长依旧不宜超过 0.4 千克，如果孕妈妈的体重增加与胎宝宝的体重增加不匹配，应分析孕妈妈是否摄取了过多高热量食物或饮食不均衡引起的。

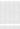 **晚餐不要晚**

 勤称体重

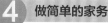 **不盲目节食**

做简单的家务

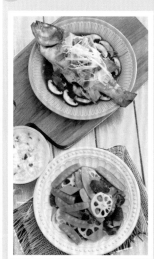

晚餐时间尽量不要超过晚上 9 点，晚餐后 3 个小时内不要就寝。

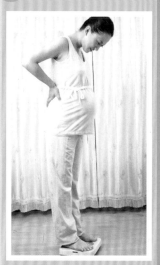

勤称体重，详细了解体重变化，并以此及时调整饮食和运动。可以随时随地做一些柔韧性练习，比如转动手腕、脚踝等。

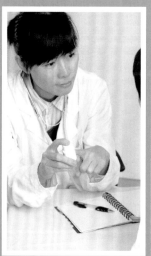

体重超重的孕妈妈，应咨询医生和营养师，根据自己的情况安排适合的食谱，不可盲目节食。

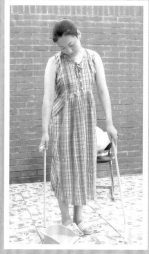

可以做点简单的家务活，如扫地、擦桌子，可以消耗多余的热量，但是尽量避免俯身弯腰。

孕 9 月营养不胖饮食方案

孕 9 月，胎宝宝快速成长，需要充足的营养，孕妈妈要保证全面而均衡的营养摄入，同时还要注意控制体重。这就要求孕妈妈合理饮食。此时孕妈妈依然要注意饮食安全，少接触易过敏食物。

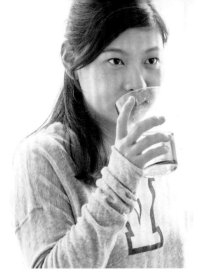

孕晚期即使口渴也不要大量喝水，否则容易出现水肿，对健康造成影响。

少食多餐，避免过量饮食

进入孕晚期后，孕妈妈会比之前更容易感到饥饿，总有吃不饱的感觉，这是由于胎宝宝快速发育需要大量摄取营养素造成的。此时，孕妈妈要坚持少食多餐的饮食习惯，这样做可以控制每日热量的总摄入量，也不会因饥饿而出现低血糖等影响健康的情况，不过孕妈妈也要注意控制脂肪的摄入量，可以适当增加碳水化合物及蛋白质的摄入量，但也应注意不要过多。

吃些香蕉补充能量

孕妈妈在孕晚期由于肚子越来越大了，需要大量的能量。香蕉能快速补充能量，其中的糖可迅速转化为葡萄糖，立即被人体吸收，是一种快速的能量来源。香蕉中富含的镁，还具有消除疲劳的效果。香蕉虽好，但并非人人皆宜。患有急慢性肾炎、肾功能不全者，都不宜多吃香蕉，以半根为限。香蕉性寒，脾胃虚寒的孕妈妈须慎食，以免引起腹泻。孕妈妈可以把香蕉切成片放进麦片粥里，也可以和牛奶、全麦面包一起作早餐。

要适量吃糖

人们普遍认为多吃糖容易发胖，实际上，糖是生命中不可缺少的物质。糖不仅仅提供能量，还能燃烧脂肪。因为胎盘对糖有过滤作用，胎宝宝的血糖含量会比孕妈妈的低 3 倍。如果孕妈妈禁糖，胎宝宝就会低血糖。孕妈妈应该食用各种蔬菜、谷物中含有的多糖，同时，只要避免消化后血糖的突然升高就可以了。在设计食谱时，要选择那些既含糖，也含蛋白质、脂类的食物，避免只是单纯地从巧克力或含糖高的饮料中获取糖。

大量喝水，体重也跟着增长过快

孕晚期，孕妈妈会觉得特别口渴，这是很正常的孕晚期现象，可以适度饮水，最好小口多次喝水，这样做既不会影响正常进食，也不会增加肾脏负担，避免引发水肿情况。水肿会直接导致孕妈妈的体重快速增长，但是这种增重对孕妈妈的健康、胎宝宝的发育都没有好处，因此，孕妈妈一定要避免水肿，除了饮食少盐外，还要注意适度喝水。

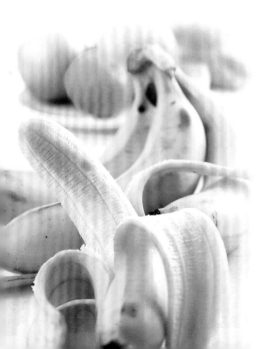

坚果吃多了容易引起体重增长

坚果多是种子类食物，富含蛋白质、油脂、矿物质和维生素。多数坚果有益于孕妈妈和胎宝宝的身体健康，但因其油脂含量比较大，一天吃太多坚果会导致热量摄入过多，进而引起脂肪堆积，不仅胎宝宝没有因此多吸收营养，孕妈妈的体重还会直线上升，不利于足月后顺利分娩，也不利于产后孕妈妈恢复。孕妈妈每天食用坚果以不超过 30 克为宜。

最好不要吃夜宵

有些孕妈妈为了补充营养，喜欢吃夜宵，其实，吃夜宵不但会影响睡眠质量，还会导致肥胖，导致产后恢复能力差。夜晚是身体休息的时间，吃夜宵之后，容易增加胃肠道的负担，让胃肠道在夜间无法得到充分的休息，而且也可能会影响孕妈妈的睡眠质量，因此孕妈妈吃夜宵要谨慎。

9418 千焦

越临近分娩，孕妈妈越要注意饮食规律和饮食安全，可以吃一些清淡和有助于调节情绪的食物，避免体重增长过快。本月，孕妈妈继续保持每天摄取 9418~9837 千焦热量。

孕 9 月所需关键营养素

孕 9 月科学饮食的目的之一，是使胎宝宝保持一个正常的身长、体重，从而有益于顺利分娩及胎宝宝出生后的发育，因此，孕 9 月需重点补充维生素 K、维生素 B_1 等营养素。

 膳食纤维：离分娩越来越近了，孕妈妈更容易发生便秘，这时摄取足量的膳食纤维，可促进毒素排出，保证孕妈妈的身体健康。

 铜：孕妈妈摄入足量的铜有助于保持胎膜的弹性与可塑性，如果铜元素水平低，则易导致发生胎膜早破的情况。

 锌：锌可以在分娩时促进子宫收缩，使子宫产生强大的收缩力，有助于将胎宝宝推出子宫，辅助缩短产程。

 维生素 B_2：孕 9 月，孕妈妈除了要补充铁，还要适量补充维生素 B_2，它有助于铁的吸收，可预防缺铁性贫血，避免影响胎宝宝正常发育。

 维生素 K：具有防止出血的作用，如果孕妈妈补充维生素 K 不足，容易出现产后大出血。

 维生素 B_1：维生素 B_1 补充不足，易引起呕吐、倦怠、无力等情况，还可能降低生产时子宫的收缩力，增加分娩困难。

营养不超重食谱

　　孕晚期，孕妈妈既要摄取营养以供胎宝宝"冲刺"，又要控制体重不超重。此时，需要精心安排饮食。

营养不胖食材推荐

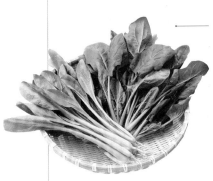

菠菜 116 千焦

菠菜富含钾、铁和维生素 C 等。其中，铁与维生素 C 搭配能提高吸收率，有助于改善贫血症状。菠菜还含有大量的膳食纤维，可以帮助排出肠道中的有毒物质，可润肠通便，能够缓解便秘，有利于控制体重。

白菜 82 千焦

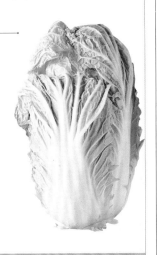

白菜含有丰富的膳食纤维，可增强肠胃的蠕动，减少粪便在体内的存留时间，加强消化吸收功能，能够润肠通便，减少体内毒素堆积。白菜中所含的果胶可以帮助人体排出多余的胆固醇。白菜几乎没有禁忌，大部分人群都可以食用。白菜的热量和脂肪含量都极低，孕妈妈不用担心长胖。

Tips

▶ 这个月需重点补充维生素 K、维生素 B₂、锌等营养素。

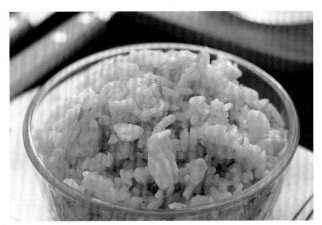

427 千焦　西红柿鸡蛋炒饭

原料：米饭 100 克，西红柿 1 个，鸡蛋 1 个，盐适量。

做法：①鸡蛋加盐打散；西红柿洗净，去皮，切丁。②油锅烧热，倒入鸡蛋液炒成块状。③西红柿翻炒至出汁，加入米饭翻炒均匀，放炒好的鸡蛋、盐调味。

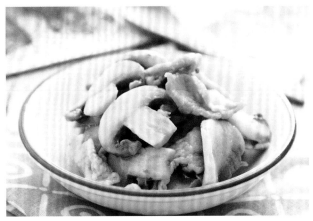

410 千焦　口蘑肉片

原料：猪瘦肉 100 克，口蘑 60 克，葱末、盐、香油各适量。

做法：①猪瘦肉洗净后切片，加盐拌匀；口蘑洗净，切片。②油锅烧热，爆香葱末，放入猪瘦肉片翻炒，再放入口蘑片炒匀，加盐调味，最后滴几滴香油即可。

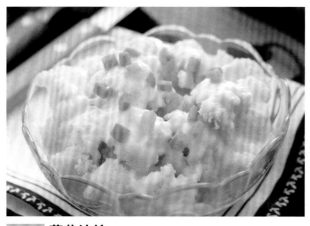

209 **菜花沙拉**
千焦

原料：菜花 300 克，酸奶 200 克，熟胡萝卜丁、盐各适量。

做法：①将菜花洗净，切小块，在开水中加盐煮熟，沥干，放入碗中凉凉。②酸奶浇在菜花上，用熟胡萝卜丁点缀即可。

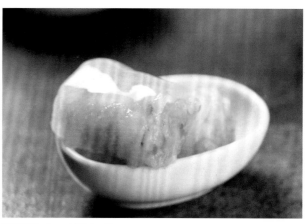

226 **冬瓜鲜虾卷**
千焦

原料：冬瓜 100 克，虾 50 克，火腿、胡萝卜各半根，香菇 4 朵，盐、白糖各适量。

做法：①冬瓜去皮、去瓤、切片，烫软；虾洗净、去虾线，剁蓉；火腿、香菇、胡萝卜洗净，切条。②除冬瓜外的材料拌入盐、白糖，放冬瓜片内卷成卷蒸熟。

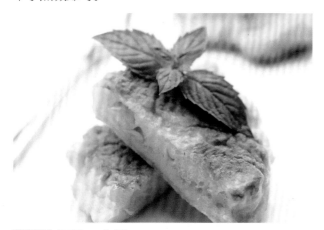

351 **奶香玉米饼**
千焦

原料：鸡蛋 2 个（取鸡蛋黄），面粉、玉米粒各100 克，淡奶油 40 克，盐、薄荷叶各适量。

做法：①将鸡蛋黄、面粉、玉米粒、淡奶油、盐混在一起，加适量的水，搅拌成糊状。②用平底锅摊成饼，切成两半，用薄荷叶装饰即可。

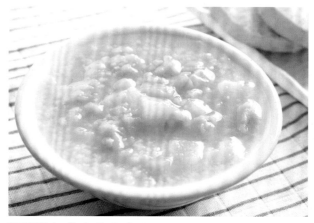

180 **红薯山药小米粥**
千焦

原料：红薯 1 个，山药 100 克，小米 50 克。

做法：①红薯、山药分别去皮，洗净，切小块；小米洗净，浸泡片刻。②清水开锅后把小米、红薯块和山药块入锅一起煮至熟烂即可。

孕 9 月瘦孕生活指南

此时的胎宝宝发育已经接近成熟了，孕妈妈的肚子越来越大，生活越来越不方便了。孕妈妈要特别注意提前做好分娩准备，也宜了解一些有关分娩、新宝宝的知识了。

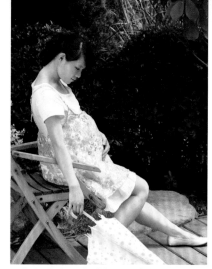

孕妈妈在生活中避免挤压腹部的运动。

孕妈妈体重增长达到高峰

孕妈妈体重增长达到高峰，已增重 11~13 千克。子宫底已经升到心窝，孕妈妈可能会感到喘不过气来，心跳加快，食欲减退，尿频更加明显，阴道分泌物更加黏稠，牙龈可能会经常出血，还有可能头痛、恶心、眩晕。本月末，随着胎宝宝位置逐渐下降，孕妈妈的下腹坠胀、呼吸困难和胃部不适等症状会开始缓解。

留心孕妈妈的健康状况

到了孕晚期，准爸爸和家人要时刻留心孕妈妈的身体状况，细心呵护孕妈妈。

特别要注意避免以下情况的发生：心脏病、肾病、糖尿病、高血压等，宫颈功能不全、子宫畸形等；流感、没有治愈的梅毒等；营养不良，维生素 K、维生素 E 摄入不足等。

避免挤压腹部的运动

随着孕期的不断推进，孕妈妈的腹部越来越大，在运动过程中应特别注意保护腹部，不要做压迫腹部的动作，如弯腰双手触地、侧弯腰伸展等。一些难度比较大的动作，以及需要柔韧度比较好的动作，孕妈妈不必强求动作规范，一切活动都要以腹中的胎宝宝为重，不可逞强。

准爸爸陪孕提醒：为妻子选择一个高度适宜的枕头，以免过高的枕头使妻子在睡眠时颈胸处弯曲过大，呼吸受到影响，并注意提醒她睡眠时采取左侧卧位。

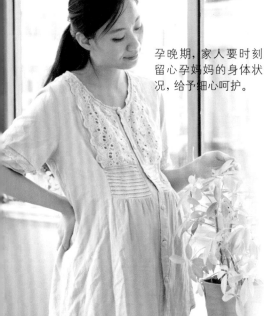

孕晚期，家人要时刻留心孕妈妈的身体状况，给予细心呵护。

不要刺激腹部

1	不要跌倒	不要到人多的地方或在上下班高峰时外出。孕妈妈被人碰一下，就有跌倒的危险，特别是上台阶时，一定要注意一步一步地走稳。
2	保护腹部	不要提重东西或拿高处的东西，以免碰到腹部。
3	严重的腹泻	严重腹泻会因排便刺激子宫使其收缩加快，可引起早产。
4	夫妻生活	孕晚期要禁止性生活。

该做好分娩准备了

此时孕妈妈和准爸爸该开始为分娩做准备了，宜确定好分娩医院，并问清如何办理住院手续，将待产包和给宝宝准备的衣物放到容易取放的地方。此外，准爸妈还应做好迎接宝宝的心理准备，对分娩的过程也应有所了解。

提前考虑好去医院的路线

如果准爸妈能在宝宝出生前，考察好去医院的路线，提前做好准备，就不会被突然出现的临产征兆弄得措手不及。准爸妈在考察去医院的路线时，要考虑到高峰时的交通状况，最好避免走易出现交通拥堵的路段。

孕期日常生活细节

经过既漫长又短暂的 10 个月，很快就要和宝宝相见了，为了这个令人激动和紧张的时刻，孕妈妈应做好充足的准备。这个月，孕妈妈要多花点时间和心思关注自己的身体和胎宝宝的状况，越是临近分娩越要在生活上细心，为即将到来的时刻做好准备。

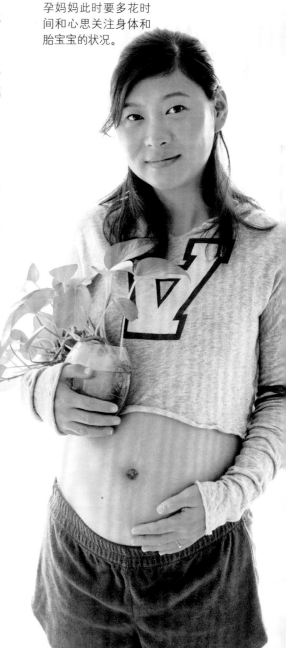

孕妈妈此时要多花时间和心思关注身体和胎宝宝的状况。

提前准备好待产包

在入院分娩前，孕妈妈要准备好自己所需要的物品，这样准爸爸和其他家人才能更方便地照顾孕妈妈，让孕妈妈安心生产，以免到时因缺少什么而手忙脚乱。

1	证件	身份证、产检病历及围产卡、医保卡、准生证、现金及银行卡等。
2	衣物	哺乳内衣两三套、内裤多带几条、睡衣和替换外衣 2 套、吸奶器及防溢乳垫、拖鞋等。
3	洗漱用品	脸盆 2 个左右、毛巾 2 条、小方巾若干条（可用于产后热敷乳房、擦汗）、水杯 1 个、漱口套装 1 套、护肤品、梳子和镜子等。
4	食物和餐具	巧克力、餐具 1 套、弯头吸管。
5	宝宝用品	哺乳用品、护臀霜、湿巾、纸尿裤或棉质尿布、"和尚领"内衣、婴儿帽、衣服和抱被等。

孕9月巧运动不长肉

双腿坐立前屈

孕晚期，孕妈妈脊柱压力增大，所以经常感觉腰酸背痛，这个练习可以很好地拉伸脊柱、腿部韧带、跟腱和髋部肌肉，对肝、胰腺和肾脏器官起到按摩效果，有助于肠胃蠕动，改善呼吸系统。

应对孕期不适

- 缓解脊柱压力，改善疲累疼痛症状。
- 舒展腿部肌肉，缓解孕期水肿情况。

运动频率：

- 一天可运动一两次。

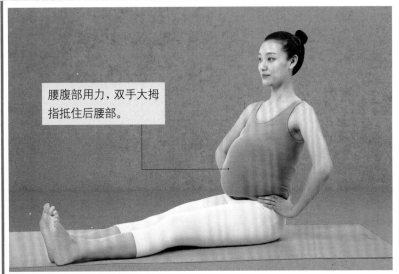

腰腹部用力，双手大拇指抵住后腰部。

1 坐在垫子上，并拢双腿，并向前伸直。向下压两膝，将脚尖向上跷，拉伸脚跟。抬升胸骨，伸长脊柱并放松肩部。将双手放在髋关节上，身体前后慢慢摇动。

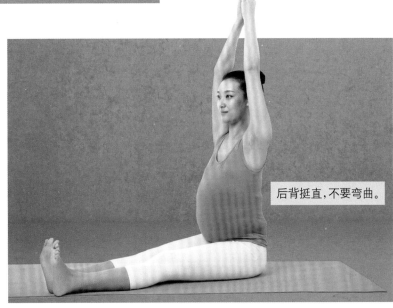

后背挺直，不要弯曲。

2 吸气，并伸直手臂，举过头顶，双掌合十。保持脊柱不要弯曲。

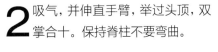

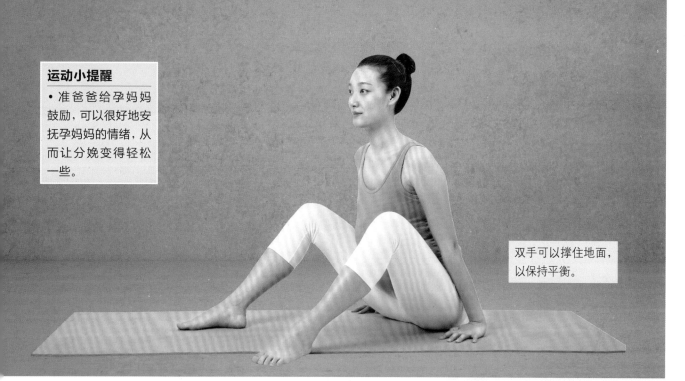

运动小提醒

• 准爸爸给孕妈妈鼓励，可以很好地安抚孕妈妈的情绪，从而让分娩变得轻松一些。

双手可以撑住地面，以保持平衡。

3 双膝稍微弯曲以放松脚部，上身前屈慢慢靠近两膝，以不压腹部为准。如果感觉吃力或腹部过于隆起，可以双手撑地保持平衡呼吸，恢复脊柱垂直。

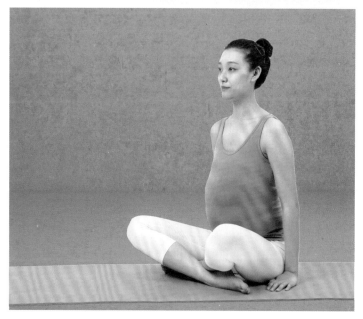

安全 Tips

身体前倾的过程中不要将重心放于腹部上，以免压迫到腹部，引起胎宝宝不适。

4 挺直腰背，将腿脚向后收回，呈盘腿状，调整呼吸至均匀状态。感觉疲累时，也可以侧躺一会儿。

孕 10 月

本月，孕妈妈就到了怀孕的最后阶段，本月胎宝宝随时都有可能来到这个世界，孕妈妈准备好与宝宝见面了吗？人体真是非常奇妙，从怀孕开始它就在为宝宝的出生做准备。现在是孕期最后 1 个月，孕妈妈的身体已经为宝宝的出生做好准备，就静静等待与宝宝见面的时刻吧！

产检合格，拿到瘦孕通行证

本月，孕妈妈应每周去医院检查一次，以便第一时间了解胎宝宝的变化，据此推测分娩日期，这时孕妈妈产检时最好有家人陪伴。这时候的产检除了常规检查之外，最重要的就是胎心监护以及有关分娩的检查，这些检查可以保证孕妈妈和胎宝宝的安全。

孕 10 月产检项目

产检项目	检查内容或目的	标准值
测量宫高、腹围	• 本月，测量宫高和腹围可判断胎宝宝是否发育完全	• 宫高正常：32(30~34) 厘米 • 腹围正常：94(89~100) 厘米
手摸宫缩	• 宫缩的频度和强度是指导医生进行相应处理的依据	• 通常临产时，宫缩至少为五六分钟 1 次，每次持续不少于 30 秒。一般手摸宫缩的时间为 20 分钟
羊膜镜检查	• 判断胎宝宝安危的检查，主要用于高危妊娠以及出现胎儿窘迫征象或胎盘功能减退的检测	• 正常：羊水清亮，无色透明，可透见胎先露及胎发在羊水中呈束状微动并可见白色光亮的胎脂片
超声波检查	• 本次 B 超将为确定生产方式提供可靠的依据	——
听胎心音	• 推测出宫内胎宝宝有无缺氧	• 正常范围：每分钟 120~160 次
胎位检查	• 确定孕妈妈自然分娩还是手术助产	——

注：以上产检项目可作为孕妈妈产检参考，具体产检项目以医院及医生提供的建议为准。

专家解读产检报告

胎心监护

胎心监护仪上主要有两条线，上面一条是胎心率，正常情况下为120~160次/分钟，一般表现为一条波形曲线，出现胎动时心率会上升，出现1个向上突起的曲线。胎动计数大于30次/12小时为正常，胎动计数小于10次/12小时提示胎宝宝缺氧。下面一条表示宫内压力，在宫缩时会增高，随后会保持20毫米汞柱左右。

一次测量中胎心过快或过慢并不代表有问题，医生会根据一段胎心监护的图纸进行评分，8~10分为正常，7分以下为异常。

B超检查胎位

临近分娩时，医生会给孕妈妈再做一次B超检查，这次的B超检查主要用于估计胎宝宝的大小、身长，观察羊水多少和胎盘的功能，以及胎宝宝有没有脐带绕颈的情况。胎位也是这次B超检查的重点。临近分娩，胎宝宝应是头部朝下脸部朝向妈妈脊柱、背部朝外的方向。如果胎位不正，医生会建议孕妈妈采取剖宫产的分娩方式。

常见的胎位类型

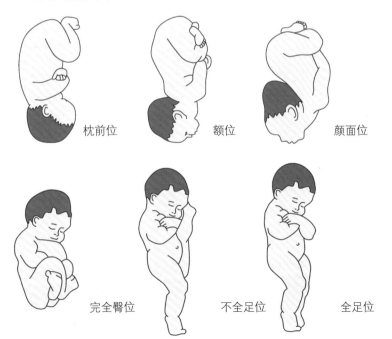

枕前位　　额位　　颜面位

完全臀位　　不全足位　　全足位

一次过产检，专家来支招

很多孕妈妈做胎心监护时都不是一次通过的，但大多数的时候胎宝宝并没有异常，只是睡着了而已。孕妈妈可以轻轻摇晃腹部或者抚摸腹部，把胎宝宝唤醒；也可以在检查前的30分钟内吃些巧克力、小蛋糕等甜食，这样宝宝会容易动一动。在检查时，孕妈妈最好选择1个舒服的姿势进行监护，避免平卧位。

产检注意事项：如果胎心监护没能通过，那么监护会持续地做下去，做40分钟或者1小时是非常有可能的，孕妈妈不要太过着急。另外，做胎心监护的孕妈妈不要一到医院就吃巧克力等甜食，要等到前面只有一两个孕妈妈快轮到自己的时候再吃。

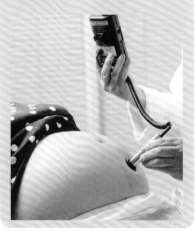

孕 10 月体重管理

孕妈妈马上就要跟宝宝见面了，但为了胎宝宝的健康和顺利分娩，孕妈妈还是需要关注自身体重的变化，坚持用合理的饮食来保证营养，同时避免超重。

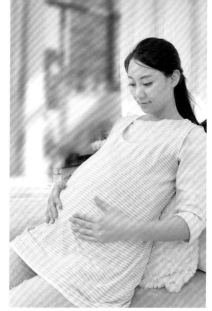

孕 10 月，仍要控制体重

本月，孕妈妈既要保证胎宝宝的营养，又要为分娩储存体力，很容易导致营养过剩，迅速增胖，还会导致胎宝宝过大，增加分娩难度。因此，为了能够顺利分娩，孕妈妈还是要注意控制体重，平时的饮食要注意营养均衡，到了临近预产期的前几天，再食用能为分娩储备足够体力的高蛋白食物，但也不宜食用过多，保持体重控制在每周增加 0.25 千克为宜，每周增长依然不要超过 0.5 千克。

为分娩储备能量不等于暴饮暴食

分娩时需要消耗很多能量，有些孕妈妈想要为分娩做体能准备，于是暴饮暴食，补充过量营养。其实不加节制地摄取高营养、高热量的食物，会加重肠胃的负担，造成腹胀，还会使胎宝宝过大，结

为分娩储备能量也要合理膳食。

果在生产时往往造成难产、产伤。孕妈妈产前可以吃一些少而精的食物，诸如鸡蛋、牛奶、瘦肉、鱼虾和豆制品等，防止胃肠道充盈过度或胀气，以便顺利分娩。

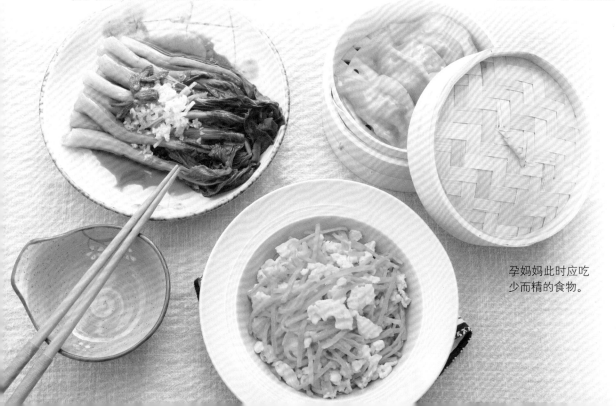

孕妈妈此时应吃少而精的食物。

低脂、高蛋白食物补体力又不长胖

这是孕期的最后一个月，孕妈妈的体重会达到最高点，这个月初期孕妈妈还是需要控制体重的。在逐渐临近预产期时，孕妈妈可以适当放松对体重的控制，但是不能暴饮暴食，应当以增加体力为重，可以吃低脂、高蛋白质的食物，如鸡肉、鸭肉、鱼等食材。

不用大量摄入膳食纤维的方法控制体重

富含膳食纤维的食物往往是孕妈妈非常喜欢的控制体重的食物，因为膳食纤维能够促进肠道蠕动，清除体内废物，防止脂肪堆积。可是到了即将分娩的孕10月，孕妈妈最好不要用此方法来控制体重，这是因为这一时期胎宝宝已经长得很大了，肠胃因被挤压已经感觉不适，如果孕妈妈再大量食用富含膳食纤维的食物，强迫肠道蠕动，很容易加重肠胃不适的症状。

分娩当天再选择高热量食物

分娩以前，孕妈妈都不宜食用高热量食物。而分娩当天吃的食物则应以能快速补充体力的食物为主，可以选择能够快速吸收、消化的高糖或淀粉类食物，如巧克力、木瓜等，是产前补充体力的优选食材。分娩当天孕妈妈不用担心摄入过多，因为分娩将会消耗大量的能量，孕妈妈摄入的热量基本都会被消耗掉。

散步是产前控制体重正常增长的好方法

孕妈妈整个孕期都不要停止运动锻炼，锻炼对维持体重合理增长、增强体质、加强顺产产力都是很有好处的。本月即将分娩，在运动控制体重方面，孕妈妈不要选择运动强度大的运动，坚持轻缓的散步是较好的，既保证了孕妈妈和胎宝宝的安全，又能达到增强产力、控制体重的目的。

准爸爸陪孕提醒： 本月每次散步时间不宜过长，最好控制在20分钟左右，如果感觉不适或者胎动频繁就要停止运动了。密切关注孕妈妈的状态，如有不适及时去医院。

孕 10 月体重计划

整个孕期，孕妈妈都在积极地进行体重管理，在最后 1 个月，要继续坚持健康饮食和适量运动。本月在饮食上要重质不重量，少吃多餐，不需要额外进食大量补品。在体重上，每周增长不宜超过 0.4 千克。

1	晚餐要控制	晚餐不宜过迟、过量，以清淡、稀软为好。
2	补充脂肪含量较低的肉类	为了控制体重，孕妈妈可以选择脂肪含量相对比较低的肉类来补充蛋白质，如鸡肉、鱼肉、虾肉。
3	适量活动	可以每坐 1 小时，就起来来回走动走动。
4	控制体重	体重超标要调节饮食，如果体重超标，孕妈妈要调节饮食，尽量以低脂和低热量的蔬菜和谷类食物为主。
5	体重减轻不要过度担忧	分娩前，有的孕妈妈体重会减少，如果胎动无异常，胎宝宝发育正常，孕妈妈不必太担心，可能和休息与饮食有关。

孕 10 月营养不胖饮食方案

孕晚期的胎宝宝体重明显增加，随着胎宝宝的生长，孕妈妈胃肠道容积减少，所以孕妈妈应少吃多餐，并且做到膳食多样化，以保证营养的供给。除此之外，孕妈妈也要充分了解产前、产程中的饮食注意事项。

要继续坚持少食多餐

进入怀孕的最后 1 个月了，孕妈妈最好坚持少食多餐的饮食原则。因为此时肠道很容易受到压迫，从而引起便秘或腹泻，导致营养吸收不良或者营养流失，所以，孕妈妈一定要增加进餐的次数，每次少吃一些，而且应吃一些口味清淡、容易消化的食物。越是接近临产，就越要多吃些富含铁质的蔬菜，如菠菜、紫菜、芹菜、海带、木耳等。要特别注意增加有补益作用的菜肴，这能为临产积聚能量。

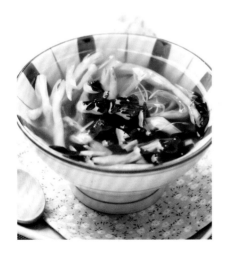

补充蛋白质和碳水化合物，为身体储存能量

这个月孕妈妈的饮食仍要照顾到胎宝宝迅速生长的需要，也要为分娩储备能量，所以宜保证足够的营养。所幸由于胎头已入盆，孕妈妈胃部不适感减轻，食欲也增加了，可适当多吃蛋白质、碳水化合物含量丰富的食物。

分娩当天再选择高热量食物

分娩以前，孕妈妈都不宜食用高热量食物。而分娩当天吃的食物则应以能快速补充体力的食物为主，可以选择能够快速吸收、消化的高糖或淀粉类食物，如巧克力、木瓜等，是产前补充体力的优选食材。分娩当天孕妈妈不用担心摄入过多，因为分娩将会消耗大量的能量，孕妈妈摄入的热量基本都会被消耗掉。

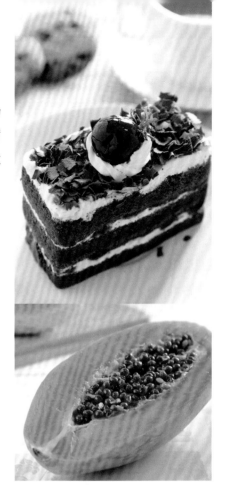

分娩当天可选择快速补充体力的食物，如蛋糕、木瓜等。

9418 千焦

进入怀孕的最后 1 个月，孕妈妈的肠道很容易受到压迫，消化功能会受影响，孕妈妈坚持少食多餐，能减轻肠胃负担，又可以避免一次摄入过多热量。本月，孕妈妈每天摄取的热量最好不超过 9418 千焦。

剖宫产前不要吃东西

如果是有计划地实施剖宫产，手术前要做一系列检查，以确定孕妈妈和胎宝宝的健康状况。手术前一天，晚餐要清淡，午夜 12 点以后不要吃东西，以保证肠道清洁，减少术中感染的风险。手术前 6~8 小时不要喝水，以免麻醉后呕吐，引起误吸。手术前注意保持身体健康，避免患上呼吸道感染等发热的疾病。

吃些可稳定情绪的食物

此时孕妈妈的心情一定很复杂，既有即将与宝宝见面的喜悦，也有面对分娩的紧张不安。对孕妈妈来说，此阶段最重要的是生活要有规律、保持情绪稳定。孕妈妈可以通过多摄取一些能够帮助自己缓解恐惧感和紧张情绪的食物，如富含叶酸、维生素 B_2、维生素 K 的圆白菜、胡萝卜等，均可稳定情绪。

孕妈妈临产前可多摄取有助于稳定情绪的食物，如圆白菜、胡萝卜等。

孕 10 月所需关键营养素

本月，孕妈妈的食欲更强了，胎宝宝也在为出生做着最后的营养储备工作，孕妈妈要摄入各种营养素。不过为了分娩更加顺利，孕妈妈还应注意铁、蛋白质的足量补充。

 碳水化合物：碳水化合物能直接为孕妈妈提供能量，不影响蛋白质的储备，摄入充足的碳水化合物，能帮助孕妈妈顺利分娩。

 磷：孕妈妈如果缺磷会出现软弱无力的情况，不利于顺利分娩，因此，孕妈妈应当适量补充磷，增强产力。

 铁：本月要考虑到孕妈妈在生产过程中会失血，因此孕妈妈应适当补充富含铁的食物，以免发生缺铁性贫血。

 维生素 B_{12}：孕晚期直至出生前，胎宝宝的神经发育都需要维生素 B_{12}，而且维生素 B_{12} 可促进蛋白质合成，为孕妈妈储备体力。

 不饱和脂肪酸：丰富的不饱和脂肪酸有利于胎宝宝视力、大脑、血液和神经系统的发育。

 蛋白质：临近分娩，孕妈妈吃一些富含蛋白质的食物是有助于增强体力的，可以帮助孕妈妈顺利分娩，减轻痛苦。

营养不超重食谱

最后 1 个月，孕妈妈就要和宝宝见面了，此时对于孕妈妈来说，最重要的就是饮食要有规律。同时，孕妈妈的膳食应多样化，尽量扩大营养素的来源，保证营养素和热量的供给。

营养不胖食材推荐

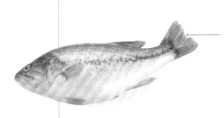

鲈鱼 435 千焦
鲈鱼富含优质蛋白质、不饱和脂肪酸及其他多种微量元素，营养还不易长胖。

紫菜 1050 千焦
紫菜中的碘含量丰富，可用来辅助治疗因缺碘而引起的甲状腺肿大。紫菜还含有一定量的甘露醇，可缓解水肿症状。

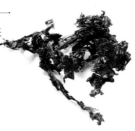

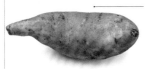

红薯 260 千焦
红薯富含膳食纤维，是低脂肪、低热量的食品，常食可护肤减肥。

Tips
▶ 离预产期越近，孕妈妈越要管住嘴，迈开腿，首先不要吃太油、太甜的食物。

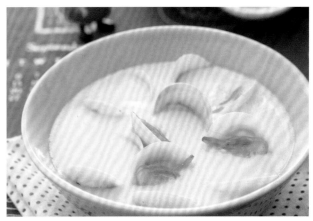

481 千焦 蛤蜊蒸蛋
原料：鸡蛋 2 个，蛤蜊 50 克，料酒、盐、香油各适量。

做法：①蛤蜊放水中，滴入香油吐沙，洗净。②蛤蜊加料酒煮至开口，捞出蛤蜊。③鸡蛋加盐打均匀，加入蛤蜊，盖上保鲜膜，上凉水蒸锅大火蒸 10 分钟即可。

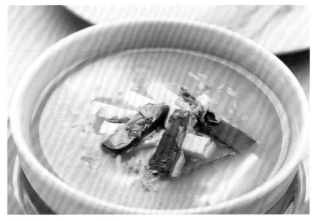

402 千焦 鸭血豆腐汤
原料：鸭血 250 克，豆腐 1 块，高汤、醋、盐、淀粉、胡椒粉、香菜叶各适量。

做法：①鸭血、豆腐洗净，切条。②将鸭血条、豆腐条放入煮开的高汤中炖熟，加醋、盐、少许胡椒粉调味，以淀粉勾薄芡，最后撒上香菜叶即可。

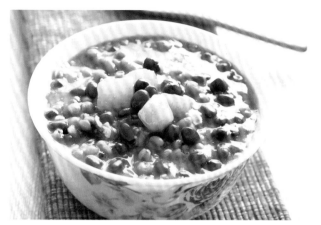

322 千焦 **红豆薏米山药粥**

原料：红豆、薏米各50克，山药20克。

做法：①山药削皮，洗净，切小块。②红豆和薏米洗净后，放入锅中，加适量水，中火烧沸，煮3分钟，转小火，焖30分钟。③将山药块倒入锅中，再次用中火煮沸后，转小火焖熟即可。

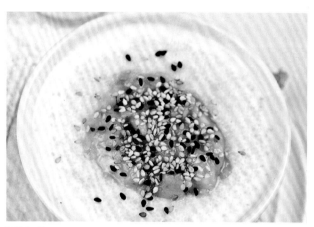

188 千焦 **牛奶香蕉芝麻糊**

原料：牛奶250毫升，香蕉1根，玉米面、白糖、熟芝麻各适量。

做法：①牛奶倒入锅中，加入玉米面和白糖，开小火，边煮边搅拌，煮至玉米面熟。②将香蕉剥皮，用勺子压碎，放入牛奶糊中，再撒上熟芝麻即可。

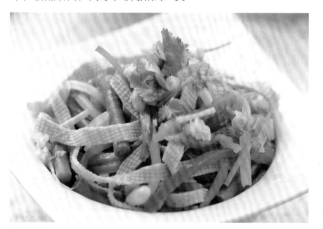

260 千焦 **凉拌素什锦**

原料：豆腐皮1张，胡萝卜、豇豆、豆芽、海带各30克，盐、白糖、香油、香菜叶、红椒丝、葱花各适量。

做法：①豆腐皮、胡萝卜、海带洗净，切丝；豇豆洗净，切段。②将所有食材焯熟，捞出摆盘。③加盐、白糖、香油、红椒丝搅拌均匀，撒上香菜叶、葱花即可。

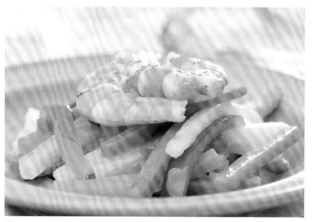

310 千焦 **五彩山药虾仁**

原料：山药200克，虾仁、青椒条各50克，胡萝卜半根，盐、香油、料酒各适量。

做法：①山药、胡萝卜去皮，洗净后切条；虾仁用料酒腌20分钟洗净。②油锅烧热，放入山药条、胡萝卜条、虾仁、青椒条同炒至熟，加盐、香油调味。

孕 10 月瘦孕生活指南

孕妈妈马上就要跟宝宝见面了，但为了胎宝宝的健康和顺利分娩，孕妈妈还是需要关注自身体重的变化，坚持用合理的饮食来保证营养，同时避免超重。除此之外，孕妈妈也要关注即将到来的分娩信号。

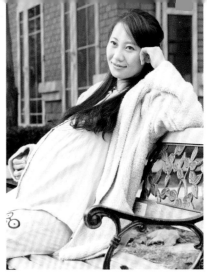

此时要注意各种临产征兆。

临产前的 3 大信号

临近预产期，孕妈妈的心情或多或少都会有些紧张，不知道宝宝究竟什么时候会到来。其实宝宝就要跟你见面的时候，身体是会告诉你的，这就是临产征兆。临产的征兆很多，如宫底下降、胃的压迫感消失、腹坠腰酸、大小便次数增多、子宫颈口及阴道排出的分泌物增多、胎动减少、体重不再增加等，但宫缩、见红、破水是其中最明显的 3 大信号。

宫缩

在真正的分娩来临前，有时会先出现假宫缩。假宫缩时有时无，持续时间也较短，这是在为真正的分娩做准备。假宫缩可能几分钟出现 1 次，也可能几个小时才出现 1 次。宫缩强度不会逐渐增加，持续时间、频率不会增加，更为关键的鉴别点是阴道无血性分泌物流出。

规律性的宫缩是临产最重要的标志，有以下特征。

子宫的收缩有规律，逐渐加强。宫缩初期大概间隔 10 分钟 1 次，且较轻微。当子宫收缩出现腹痛时，可感到下腹部很硬。

宫缩强度逐渐加深，宫缩频率加快，每隔 3~5 分钟 1 次，每次宫缩持续时间变长，可持续 50~60 秒。

宫缩会引起腹痛，腹痛一阵紧似一阵，这预示着快临产了。另外，宫缩时，孕妈妈还会出现腰酸的症状。

分清真假宫缩

真宫缩	假宫缩
宫缩有规律，每5分钟一次	宫缩无规律，间隔时间不定
宫缩逐渐增强	宫缩强度不随时间而增强
当行走或休息时，宫缩不缓和	宫缩随活动或体位的改变而减轻
宫缩伴有见红	宫缩通常不伴有黏液增多或见红
宫颈口逐渐扩张	宫颈口无明显改变

见红

在分娩前 24~48 小时内，宫颈口附近的胎膜与该处的子宫壁分离，毛细血管破裂经阴道排出少量血液，与宫颈管内的黏液相混排出，称为见红，是分娩即将开始比较可靠的征象。见红的颜色一般为茶褐色、粉红色、红色，出血量明显比生理期的出血量少。如果见红后出现阵痛和破水，就应该立即在家人的陪伴下去医院。

破水

破水是指临近分娩时，包裹在胎宝宝周围的胎膜囊破裂而使囊内的羊水从阴道流出。破水后，孕妈妈会感觉有热的液体从阴道流出，不能像控制尿液一样控制羊水流出。流出的羊水无色透明，可能含有胎脂等漂浮物。孕妈妈一旦发生破水，不管在什么场合，都应立即平躺，防止羊水大量流出。破水后，可以换上干净的内裤和干净的卫生护垫。破水可能导致宫内感染，所以一旦发生破水应立即去医院。

准爸爸陪孕提醒： 临近分娩，孕妈妈会越来越紧张，准爸爸尽量不要出差，多抽出一些时间陪伴妻子，并经常与她一起去散步，这样既有助于孕妈妈保持稳定的情绪，又可减轻便秘或下肢水肿。

临产前，休息很重要

分娩前，孕妈妈生活起居一定要规律，要放松心情，吃好休息好，养精蓄锐，从容地等待分娩。保持精力，避免疲倦劳累，这是保证孕妈妈顺利生产的重要条件。孕妈妈要努力让精神和身体处于较佳状态，以利于顺利生产。

这些孕妈妈需提前入院

如果孕妈妈有以下情况，应听从建议，提前入院，以待分娩。

1	患有疾病的孕妈妈	孕妈妈有妊娠高血压、重度贫血，以及其他疾病，应提前入院，由医生周密监护，及时掌握病情，进行处理。
2	准备剖宫产的孕妈妈	不适合自然分娩的孕妈妈，和医生协商，以确定分娩的日期。
3	胎位不正者	有胎位不正，如臀位、横位，以及多胎妊娠的情况，需提前入院，做好剖宫产分娩的准备。
4	经产妇	经产妇，并有急产史者或过期妊娠，应提前入院，以防再次出现急产。
5	前置胎盘者	有前置胎盘者，应提前入院待产，加强监护。

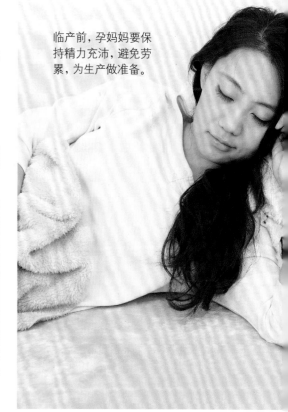

临产前，孕妈妈要保持精力充沛，避免劳累，为生产做准备。

提前了解顺产产程，分娩更安心

孕妈妈如果能提前了解一下分娩的全过程，有助于消除紧张不安的情绪，还可以学以致用，在分娩过程中积极配合医生，顺利分娩。顺产可分为三个产程，一起来了解下：

第一产程——开口期

临产到宫口开全(10厘米)称为第一产程。初产孕妈妈需要经历11~12小时，经产孕妈妈需要6~8小时。开始时宫缩间隔五六分钟，持续30秒左右。随后宫缩间隔会缩短到两三分钟，持续40秒左右。

在宫口开全或接近开全时，胎头会压迫直肠，一些孕妈妈有要排便的感觉，会不由自主地往下用力。此时孕妈妈不能过早用力，要听医生指挥，否则宫颈过早承力会引起水肿，反而不容易扩张。

第二产程——分娩期

子宫口开全后，孕妈妈就会被转移到分娩室，开始第二产程。这是宫口开全到胎宝宝娩出的阶段，一般需要一两个小时。阵痛强度逐渐增加，宫缩强者间隔时间缩短到一两分钟，持续时间超过40秒。此时，孕妈妈一定要听从助产士的引导，掌握用力的诀窍，配合阵痛的节奏，在疼痛的高峰时用力。不过孕妈妈一直用力也会很疲劳，因此在阵痛间歇要适当休息。

第三产程——胎盘娩出期

第三产程指胎宝宝娩出到胎盘娩出，仅需数分钟，一般不超过15分钟，此时不会感觉特别疼痛，往往一阵宫缩后胎盘就娩出了。孕妈妈将胎宝宝娩出后，为了将胎盘娩出，子宫会继续收缩，引起阵痛一般的疼痛，这是"后阵痛"。宝宝娩出以后的几天内，新妈妈都会感觉下腹有阵痛感，但并不持续产生。不过此时的疼痛对于经历自然分娩的新妈妈而言，完全可以承受。

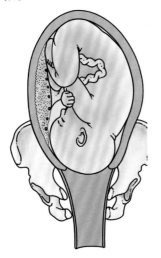
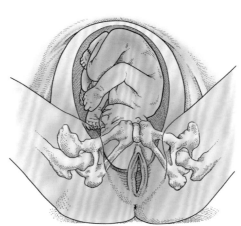
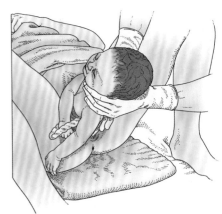

提前学习有助顺产的 5 个动作

临产前，产科医生都会建议孕妈妈多走动，不要躺在床上默默地忍受阵痛的来临。保持身体的直立能够使充足的血液流向胎盘，为即将进入"战斗"的胎宝宝提供更多的氧气，降低胎宝宝在产程中发生窒息的危险。这里有 5 个助顺产的动作，孕妈妈临产前可以做一做。

1 压腿

将一只脚放在比较稳固的椅子、床或者楼梯上，身体前倾，像压腿的姿势一样，在宫缩到来时摇晃臀部。这样做可以促进骨盆打开，胎宝宝下降的空间也会变得更宽敞。

2 身体前倾

在桌子或者床上放置一个枕头，如果床能升降，最好调到最高。身体前倾，随意趴靠在枕头上。当宫缩时，就摇晃臀部。因为这个动作是站立的姿势，所以重力会对加速产程起到一定的作用。

3 伸懒腰

跪在地板上或床上，双手撑地，把腰向上弓起，放平，然后再弓起，再放平。这样交替进行，宫缩时摇晃臀部。这个动作使胎宝宝受到的压力最小，动脉和脐带也不会受到压力，要比一直躺在床上舒服。

4 深蹲

双脚分开，用背靠墙作为支撑，然后屈膝下蹲，半蹲或者完全蹲下都可以。宫缩时做此动作，有助于转移压力，可以有效地减轻疼痛。孕妈妈最好在预产期前几周或者前几个月就开始练习下蹲的动作。

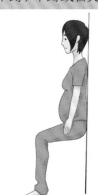

5 左侧卧

在阵痛的间歇期，孕妈妈可以采取左侧卧，双腿间放一个枕头。无论是平躺还是右侧卧，孕妈妈的身体都可能压迫大动脉，使血液循环不畅，影响胎宝宝的供氧。

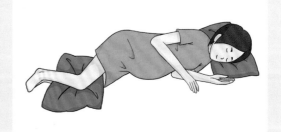

孕10月巧运动不长肉

抱球婴儿式

子宫开始收缩后，一阵阵腹痛侵袭着产妇，疼痛难以忍受，心里也很恐惧，身心备受煎熬。如果采取一些恰当的姿势，可以帮助产妇缓解疼痛，有助于顺利渡过分娩难关。

应对孕期不适
- 缓解宫缩疼痛。
- 舒缓腰背部压力。

运动频率：
- 宫缩时或背痛时都可以进行。

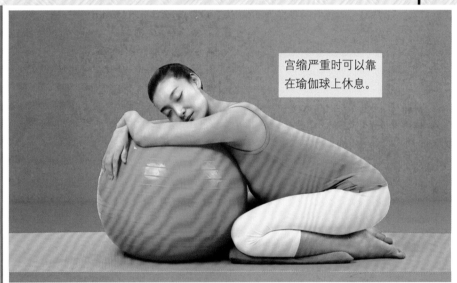

宫缩严重时可以靠在瑜伽球上休息。

1 跪坐在垫子上（可在瑜伽垫上放毛毯或椅垫），臀部向下放松地坐在脚跟上，双手环抱于球上，将脸侧向一边，颈部、肩膀、背部、臀部及双腿都放松，随呼吸左右摇摆身体。

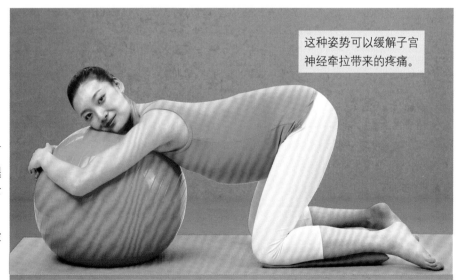

这种姿势可以缓解子宫神经牵拉带来的疼痛。

2 跪坐时间长会感觉脚踝有压力，可选择跪立，大腿与地面垂直，将球放于胸廓下方，腰部不要过度地塌陷向下，腹部放松，双手环抱球，将脸侧向一边。

骨盆运动

骨盆运动可以锻炼孕妈妈骨盆底的肌肉,增强肌肉的弹性,让孕妈妈的骨盆在分娩时充分地打开,让胎宝宝顺利娩出。而且孕晚期,胎宝宝的重量不断增加,孕妈妈会感到沉重且不舒服,有些孕妈妈还会有漏尿的症状,骨盆运动可以避免这一现象的发生。

应对孕期不适

- 增强骨盆肌肉力量,为顺产做准备,有助于缩短产程、顺利分娩。

运动频率:

- 一天可运动一两次。
- 休息间隙或睡前都可以做。

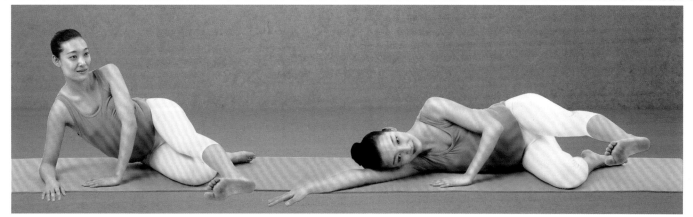

1 以舒适的姿势侧卧在垫子上,上身抬起,右小臂着地,并屈肘做支撑动作,右腿向内屈膝,左手臂自然地放在胸前,左腿抬起并向前伸直,心里从 1 默数至 10,先深吸气,再呼气,身体恢复原状。然后换另一侧进行。

2 侧卧在垫子上,右手臂平放在垫子上并伸直,头枕在右臂上,右腿向前屈膝弓起,左手臂自然地放在胸前,屈肘并手掌着地,左腿抬起伸直,保持腿部肌肉的张力和弹性,使骨盆得到活动。然后换另一侧进行。

安全 Tips

上身要保持挺直的状态,以免压迫腹部。吸气、呼气要深,不可短促呼吸,感觉心跳加快时,可以稍微休息一下再继续做。

3 取舒适的姿势端坐垫子上,左腿屈膝盘起,右腿向前伸直,双手放于右腿两侧,双手撑地弯腰,上身向前倾,头低下。心里从 1 默数到 10,先深吸气,再呼气,恢复到起始姿势后换另一侧进行。

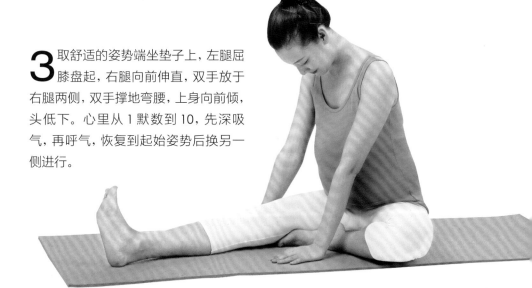

第五章 孕期常见身体不适及食疗方

　　怀孕带来的体重增长，是很正常的事情，但是血液量的增加、子宫的扩张同体重的增长联系在一起，会带来很多潜在的问题和不适。孕妈妈要积极预防及缓解孕期出现的各种不适。

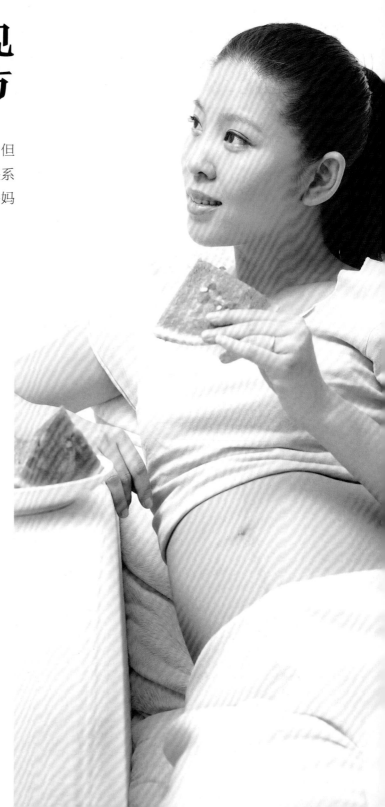

孕吐食疗方

鲜柠檬汁

（见 P162）

蛋醋止呕汤

（见 P162）

便秘食疗方

橙汁酸奶

（见 P164）

南瓜饼

（见 P165）

贫血食疗方

菠菜炒鸡蛋

（见 P166）

鸡肝枸杞汤

（见 P167）

水肿食疗方

板栗扒白菜

（见 P168）

虾肉冬瓜汤

（见 P168）

腿抽筋食疗方

什锦烧豆腐

（见 P169）

排骨面

（见 P169）

妊娠高血压疾病食疗方

海带炒干丝

（见 P170）

冬瓜腰片汤

（见 P171）

妊娠糖尿病食疗方

红烧黄鳝

（见 P172）

苦瓜炒牛肉

（见 P172）

失眠食疗方

牛奶花生酪

（见 P174）

香油芹菜

（见 P174）

感冒食疗方

莲藕橙汁

（见 P175）

银耳鸡汤

（见 P175）

妊娠纹食疗方

西红柿疙瘩汤

（见 P176）

什锦西蓝花

（见 P176）

妊娠斑食疗方

胡萝卜小米粥

（见 P177）

猕猴桃酸奶

（见 P177）

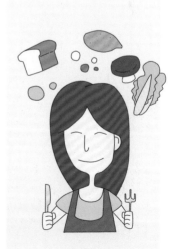

孕吐

孕期呕吐的主要症状就是恶心、呕吐，尤其是早上起床时或者闻到油烟味以及讨厌的味道时，更容易加重恶心的感觉。孕吐时，孕妈妈可以多吃一些天然酸味、清淡的食物。

缓解孕吐食材推荐

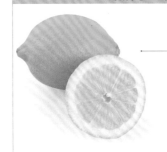

柠檬

柠檬的清新味道能让人心旷神怡，想缓解孕吐症状的孕妈妈可以喝些柠檬水。

香蕉

香蕉含有预防胃溃疡的5-羟色胺，能缓解胃酸对胃黏膜的刺激，保护胃黏膜，有助于缓解孕吐。

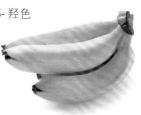

姜

姜是有效缓解孕吐的食物，如果感到恶心可以含两片姜片，或者喝口姜汁。

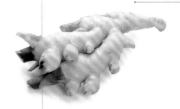

Tips

》为了克服晨吐症状，早晨在床边准备一杯水、一片面包或一小块水果，它们会帮孕妈妈抑制强烈的恶心感。

缓解孕吐食疗方

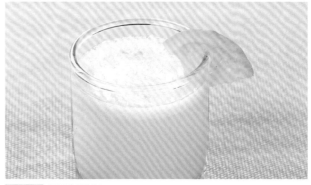

213
千焦
鲜柠檬汁

原料：鲜柠檬1个，白糖适量。

做法：①鲜柠檬洗净，去皮，去核，切小块，放入锅中加白糖浸4小时，再用榨汁机榨汁，饮用前可根据个人口味，加水和少许白糖即可。

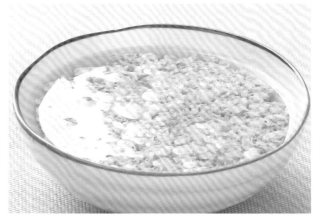

398
千焦
蛋醋止呕汤

原料：鸡蛋1个，白糖3克，醋适量。

做法：①将鸡蛋磕入碗内，用筷子搅匀，加入白糖、醋，再搅匀。②锅置火上，加清水适量，用大火煮沸，将碗内的鸡蛋液倒入，煮沸即成。

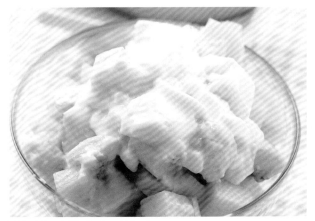

213 干焦 **香蕉哈密瓜沙拉**

原料：哈密瓜 200 克，香蕉 1 根，酸奶 125 毫升。

做法：①香蕉去皮，切块；哈密瓜去皮、去籽，果肉切成小块，备用。②将香蕉块与哈密瓜块一起放在盘中，最后把酸奶倒入盘中，搅拌均匀即可。

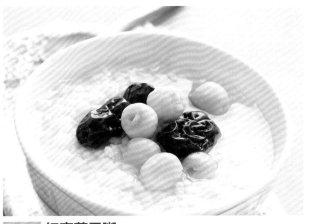

289 干焦 **红枣莲子粥**

原料：大米 50 克，红枣 4 颗，莲子 20 克。

做法：①莲子用温水泡软、去心；大米淘洗干净；红枣洗净。②三者同入锅内，加清水适量，大火煮开后，小火熬煮成粥。③依个人口味可用盐或者蜂蜜调味，早晚食用。

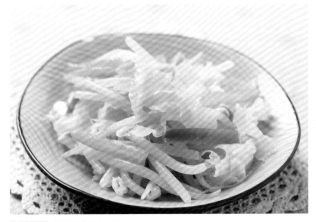

314 干焦 **银耳拌豆芽**

原料：绿豆芽 100 克，银耳、青椒各 50 克，香油、盐各适量。

做法：①绿豆芽去根，洗净；银耳泡发，撕小朵；青椒洗净，切丝。②绿豆芽、青椒丝、银耳焯熟，凉凉后放入盘中。③放入香油、盐，搅拌均匀即可。

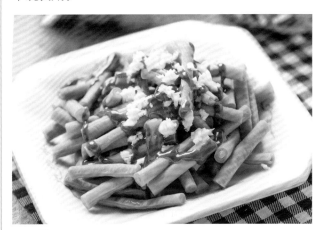

293 干焦 **麻酱豇豆**

原料：豇豆 200 克，芝麻酱、蒜末、香油、白糖、醋、盐各适量。

做法：①豇豆切段，放入沸水中焯熟后，将豇豆段捞出码盘。②将芝麻酱、香油、白糖、醋、盐调成调味汁，淋在码好的豇豆段上，撒上蒜末即可。

便秘

　　孕激素使胃酸分泌减少，胃肠道的肌肉张力和蠕动能力减弱，食物在腹内停留的时间变长，加之日渐增大的子宫压迫直肠，孕妈妈腹壁的肌肉变得软弱，腹压减小，便秘就这样产生了。

缓解便秘食材推荐

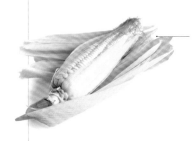

玉米

玉米中富含膳食纤维、维生素 B_6、烟酸等成分，有刺激肠胃蠕动、加速排泄的作用，可以解决孕妈妈的便秘之苦。

竹笋

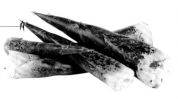

竹笋具有低脂肪、低糖、多膳食纤维的特点，孕期食用竹笋，既能保证营养，还能防治便秘。

酸奶

酸奶含有益生菌，可调节肠道的微生态环境，刺激肠道蠕动。另外，乳酸菌会刺激肠道分泌的一些液体和黏液，有助于缓解便秘。

Tips

❭ 可以在每天早晨空腹时，饮用 1000 毫升温水，使水来不及在肠道被吸收便到达结肠，促进排便。

便秘食疗方

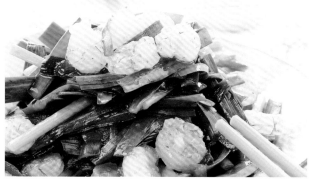

285 千焦　韭菜炒虾仁

原料：韭菜 200 克，虾仁 10 只，葱丝、姜丝、盐、料酒、高汤、香油各适量。

做法：①虾仁去虾线，洗净；韭菜洗净，切段。②油锅烧热，煸香葱丝、姜丝，放虾仁、料酒、盐、高汤炒 2 分钟，放韭菜段，大火炒 3 分钟，淋入香油炒匀即可。

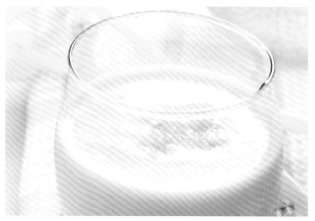

260 千焦　橙汁酸奶

原料：橙子 1 个，酸奶 200 毫升，蜂蜜适量。

做法：①将橙子去皮，去核，切小块后榨成汁。②与酸奶、蜂蜜搅拌均匀即可。

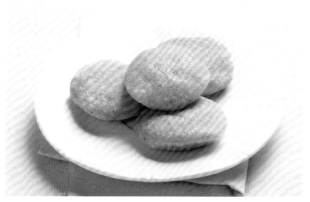

703 南瓜饼
千焦 原料：南瓜 200 克，糯米粉 400 克，白糖、豆沙馅各适量。

做法：①南瓜去皮、去籽，切块，微波炉加热 10 分钟，压成泥。②南瓜泥加糯米粉、白糖，和成面团。③南瓜面团搓成小圆片，包入豆沙馅压成饼坯，上锅蒸熟。

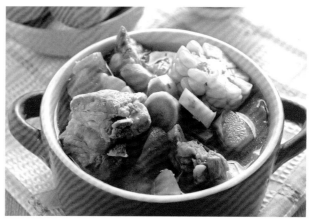

561 玉米牛蒡排骨汤
千焦 原料：玉米 2 小段，排骨段 100 克，牛蒡、胡萝卜各半根，盐适量。

做法：①排骨段洗净，氽烫；胡萝卜洗净，切块；牛蒡去皮，切片；玉米洗净。②将食材放入锅中，加水大火煮开，转小火再炖至排骨熟透，出锅时加盐调味。

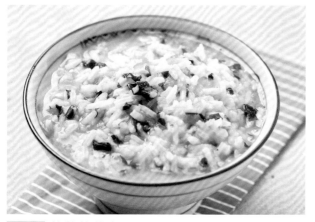

117 菠菜芹菜粥
千焦 原料：菠菜、芹菜各 50 克，大米 100 克。

做法：①菠菜、芹菜择洗干净，入开水焯烫，捞出，切末。②大米洗净，放入锅内，加适量水。③先大火煮开，再小火煮 30 分钟。④加芹菜末、菠菜末，再煮 5 分钟即可。

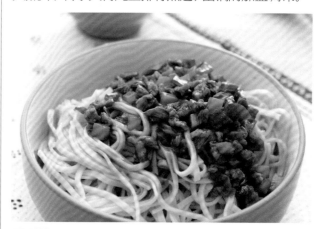

699 竹笋卤面
千焦 原料：面条 100 克，竹笋 1 根，猪肉 30 克，胡萝卜半根，红甜椒碎、酱油、水淀粉、盐各适量。

做法：①竹笋、猪肉、胡萝卜洗净，切丁。②面条煮熟，盛入碗中。③油锅烧热，放猪肉丁、竹笋丁、红甜椒碎、胡萝卜丁翻炒，加入酱油、盐、水淀粉，浇在面条上。

贫血

孕妈妈如果经常感到疲惫和倦怠、头晕眼花、耳鸣、失眠、怕冷、脸色发黄、指甲苍白脆弱，或由蹲姿起立时感到晕眩、眼前发黑，就要特别注意，可能已患贫血了。

补血食材推荐

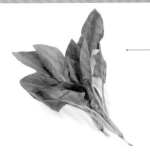

菠菜

菠菜茎叶柔软滑嫩、味美色鲜，含有丰富的维生素C、胡萝卜素、蛋白质，以及铁、钙等矿物质，能够有效预防缺铁性贫血。

动物血液

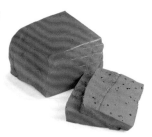

猪血、鸭血、鸡血等动物血液中含有丰富的血红素铁，易被人体消化吸收，但食用时一定要做到熟食、卫生。

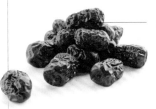

红枣

含有较丰富的铁质，不仅能防治缺铁性贫血，还能滋补强身。

Tips

》贫血在于预防，从孕前及开始怀孕时，孕妈妈就要注意多吃瘦肉、动物肝脏及动物血、蛋类等富含铁的食物。

补血食疗方

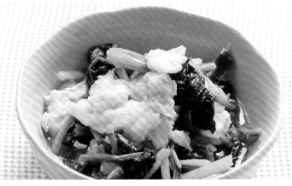

360 千焦 菠菜炒鸡蛋

原料：菠菜 300 克，鸡蛋 2 个，葱丝、酱油、盐各适量。

做法：①菠菜洗净，切段，焯软；鸡蛋打散，放入油锅炒散。②油锅烧热，放入葱丝炝锅，倒入菠菜段、盐、酱油翻炒，再倒入炒好的鸡蛋，炒匀后出锅即可。

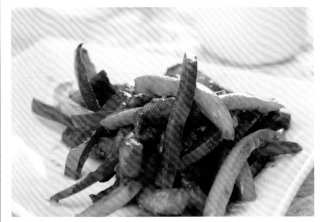

498 千焦 甜椒炒牛肉

原料：牛里脊肉 100 克，彩椒丝各 30 克，料酒、淀粉、盐、蛋清、酱油、高汤、甜面酱各适量。

做法：①牛里脊肉切丝，加盐、蛋清、料酒、淀粉拌匀；酱油、高汤、淀粉调成芡汁。②牛肉丝放油锅炒散，加甜面酱、彩椒丝炒香，最后用芡汁勾芡。

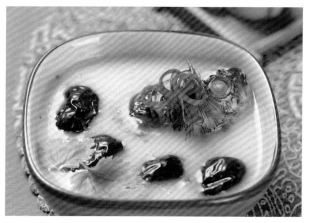

197 **鲤鱼红枣汤**
千焦　原料：鲤鱼 1 条，红枣 4 颗，香菜叶、红甜椒丝、盐、料酒各适量。

做法：①将红枣洗净；鲤鱼去鳞、鳃、内脏，清水洗净。②锅置于火上加清水适量，放入鲤鱼、红枣、盐、料酒，煮至鱼肉熟烂，点缀香菜叶、红甜椒丝即可。

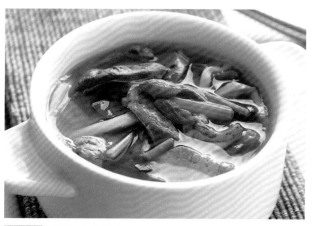

213 **鸡肝枸杞汤**
千焦　原料：鸡肝 4 个，菠菜、竹笋各 50 克，枸杞子 3 粒，高汤、盐、姜片各适量。

做法：①鸡肝洗净，切片，加姜片余烫一下；竹笋洗净，切片；菠菜焯烫，切段。②锅中加入高汤，放入枸杞子煮 30 分钟，加入上述原料同煮，加盐调味。

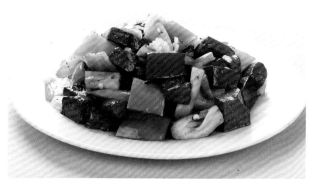

297 **青椒炒鸭血**
千焦　原料：鸭血 100 克，青椒 150 克，蒜、料酒、酱油、盐各适量。

做法：①鸭血、青椒洗净，切小块；蒜切末；鸭血用水余一下去腥。②油锅烧热，放青椒块和蒜末翻炒几下后倒入鸭血块，继续翻炒 2 分钟，加入料酒、酱油、盐。

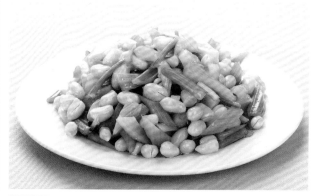

473 **芹菜拌花生**
千焦　原料：芹菜 250 克，花生仁 80 克，香油、盐各适量。

做法：①花生仁洗净，泡涨后，加适量水煮熟。②芹菜洗净，切成段，放入开水中焯熟。③将花生仁、芹菜丁放入盘中，加香油、盐搅拌均匀即可。

水肿

妊娠水肿最早出现于足背，以后逐渐向上蔓延到小腿、大腿、外阴及下腹部，严重时会波及上肢和脸部，并伴有尿量减少、体重明显增加、容易疲劳等症状。

缓解水肿食材推荐

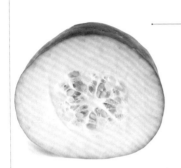

冬瓜

冬瓜含维生素 C 较多，且钾盐含量高，钠含量较低，孕妈妈常食，能起到清热利尿、消水肿的作用。

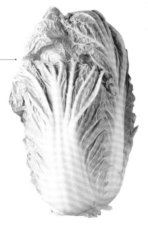

白菜

白菜富含钾，且钠含量少，不会使机体保存多余的水分，可减轻心脏负担，并有利于预防孕期水肿。

Tips

》孕妈妈这个时期容易发生水肿，应该注意饮食不宜太咸。

缓解水肿食疗方

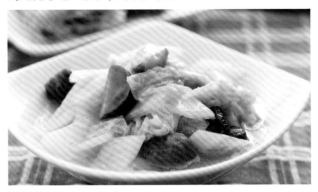

142 千焦 **板栗扒白菜**

原料：白菜心 1 个，板栗 50 克，葱花、姜末、盐各适量。

做法：①将白菜洗净，切成小片。②板栗洗净，放入热水锅中煮熟，取出果肉切块。③油锅烧热，放入葱花、姜末炒香，再放入白菜片与板栗块，加盐调味。

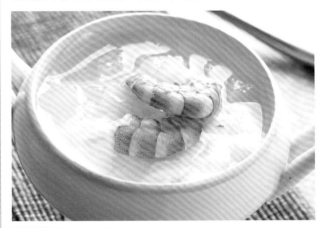

134 千焦 **虾肉冬瓜汤**

原料：虾 50 克，冬瓜 150 克，姜片、盐、白糖、香油各适量。

做法：①将虾处理干净，隔水蒸 8 分钟，取出虾肉。②冬瓜洗净，切小块，放入锅中与姜片同煲。③放入虾肉，加盐、白糖、香油略煮即可。

腿抽筋

　　孕妈妈在孕期出现腿抽筋的情况主要是因为血液中缺钙，当体内缺钙时，肌肉兴奋性增强，就容易发生肌肉痉挛，孕妈妈应注意补钙、蛋白质。

预防腿抽筋食材推荐

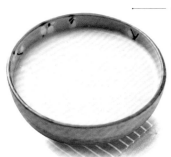

—— 牛奶
牛奶既有助于补钙，也有助于缓解腿抽筋现象，还有助于睡眠。

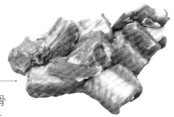

排骨 ——
排骨具有补钙、增加骨密度、缓解身体疲劳、补充蛋白质的作用。

Tips

❱ 孕妈妈在补钙的同时也要注意补充蛋白质，以利于钙质吸收。

预防腿抽筋食疗方

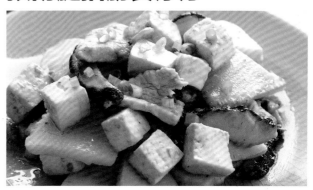

410 千焦 **什锦烧豆腐**

原料：豆腐 200 克，笋尖 30 克，香菇 6 朵，鸡肉 50 克，料酒、酱油、盐、姜末、葱花各适量。

做法：①豆腐洗净，切块；香菇、笋尖、鸡肉洗净，切片。②姜末和香菇片炒出香味，放豆腐块和鸡肉片、笋片，加酱油、料酒炒匀，加水略煮，加入盐、葱花即可。

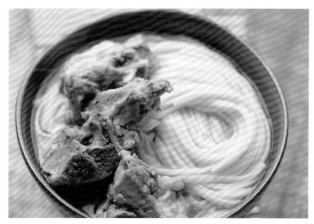

728 千焦 **排骨面**

原料：排骨段 250 克，面条 80 克，葱段、姜片、盐各适量。

做法：①油锅烧热，放葱段、姜片炒香。②放入排骨段，加盐煸炒至变色，加水，大火煮沸。③另起锅，加水煮沸，放入面条，煮熟后捞出，倒入排骨和汤汁即可。

妊娠高血压疾病

妊娠高血压虽然只是暂时性的,但如果控制不好,可能会引发孕妈妈抽搐、昏迷等现象,威胁孕妈妈和胎宝宝的生命安全。

降压食材推荐

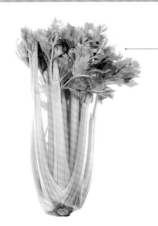

—— 芹菜

芹菜有镇静降压、醒脑利尿、清热凉血、润肺止咳等功效,常吃对于妊娠高血压疾病、妊娠水肿、缺铁性贫血的疗效比较显著。

鸭肉 ——

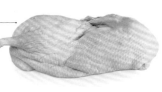

鸭肉中的脂肪不同于黄油或猪油,其化学成分近似于橄榄油,有降低胆固醇的作用,对防治妊娠高血压疾病有益。

Tips

》食疗降压不能代替药物治疗。如果妊娠高血压程度较轻,可以在医生的指导下通过管理饮食达到稳定血压的目的,孕妈妈可以不使用降压药,但如果经过非药物疗法不能使血压下降,那么就要在医生的指导下给予适宜的降压药。

妊娠高血压疾病食疗方

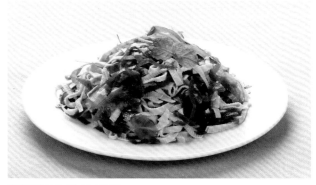

368 千焦 海带炒干丝

原料:海带200克,豆腐干200克,薄荷叶适量。

做法:①将海带用水发透,切成丝,豆腐干切细丝。②炒锅加油,至八成热时先入干丝翻炒,再入海带丝;加盐、水,煮沸10分钟后,炒匀,再煮沸10分钟,盛出,点缀薄荷叶即可。

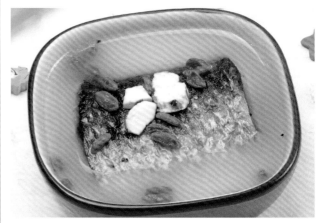

322 千焦 山药枸杞子黑鱼汤

原料:山药200克,枸杞子10克,黑鱼250克,姜块、葱段各适量。

做法:①山药、枸杞子洗净;黑鱼收拾干净。②油锅烧热,下黑鱼稍煎一下,加水、姜块、葱段,煮沸,捞去姜葱,加山药、枸杞子,再煮至鱼汤变乳白色即可。

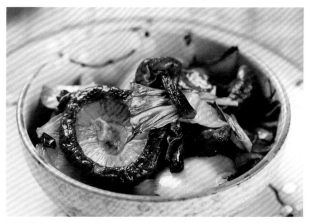

176 千焦 **香菇油菜**

原料：干香菇6朵，油菜250克，盐适量。

做法：①油菜洗净，切段，梗、叶分开放置。②干香菇用温开水泡开，洗净后去蒂。③油锅烧热，放入香菇和泡香菇的水炒至香菇将熟。④放入油菜梗炒软，再放入油菜叶、盐炒熟即可。

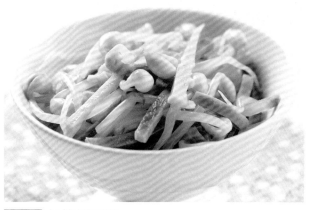

176 千焦 **冬笋拌豆芽**

原料：冬笋150克，黄豆芽100克，火腿25克，香油、盐各适量。

做法：①黄豆芽洗净，焯熟；火腿切丝，备用。②冬笋洗净，切成细丝，焯熟，过冷水，沥干。③将冬笋丝、黄豆芽、火腿丝一同放入盘内，加盐、香油，拌匀即可。

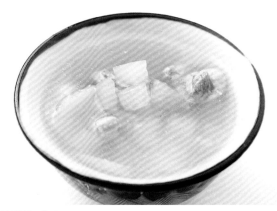

172 千焦 **鸭肉冬瓜汤**

原料：鸭子1只，冬瓜100克，姜片、盐各适量。

做法：①鸭子处理干净，斩块；冬瓜洗净，带皮切块。②鸭肉块入沸水中余烫，捞出，冲去血沫，放入汤煲内，加水大火煮开。③放入姜片，转小火煲90分钟，关火前10分钟倒入冬瓜块，煮软，最后加盐调味即可。

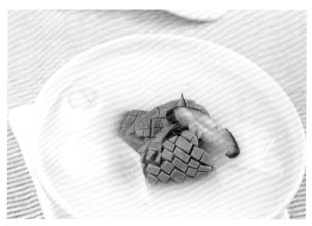

285 千焦 **冬瓜腰片汤**

原料：冬瓜100克，猪腰50克，干山药片、黄芪各2克，香菇2朵，鸡汤、姜片、葱段、盐各适量。

做法：①冬瓜洗净，去皮切片；香菇切片；猪腰切花刀后余熟。②锅中加鸡汤、姜片、葱段、山药片、黄芪、冬瓜片中火煮40分钟，再放其余食材煮熟，加盐调味。

妊娠糖尿病

妊娠糖尿病容易引起孕妈妈自然流产、早产、合并妊高征等，胎宝宝也较普通胎儿更易发生畸形，因此孕妈妈一定要引起重视。

降糖食材推荐

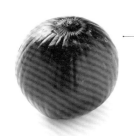

洋葱

洋葱含有类似降糖药物"甲苯磺丁脲"功能的槲皮素，能帮助维持正常的糖代谢和糖耐量。

木瓜

木瓜含有蛋白分解酶，有助于分解人体中的蛋白质和淀粉，提高人体对糖类物质的利用率。降低血糖，且对消化系统大有裨益。

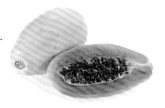

黄鳝

黄鳝富含蛋白质、锰、硒等营养成分，协同参与并调节人体内糖代谢，有助于稳定血糖。

Tips

▶ 孕妈妈要避免吃甜食及人工甜味剂和人造脂肪，包括白糖、糖浆可乐或人工添加甜味素的果汁饮料等，以免孕妈妈的体重超重，也降低患妊娠糖尿病的风险。

妊娠糖尿病食疗方

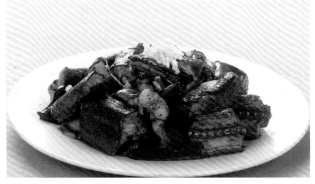

473 千焦　红烧黄鳝

原料：黄鳝 250 克，蒜蓉、盐、酱油、葱花各适量。

做法：①黄鳝洗净，切段。②油锅烧热，放入蒜蓉、鳝鱼段，翻炒 3 分钟，再焖 3 分钟；加盐、酱油，冷水 1 大碗，继续焖烧 20~30 分钟，至汁水快干时撒葱花。

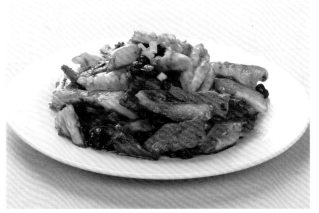

213 千焦　苦瓜炒牛肉

原料：苦瓜 100 克，牛肉 50 克，酱油、豆豉、盐各适量。

做法：①将苦瓜洗净，去籽，切菱形片；牛肉切片。②油锅烧热，放牛肉片炒至变色，加酱油、豆豉炒匀。③将苦瓜放入锅中，翻炒 3~5 分钟，放入盐调味即可。

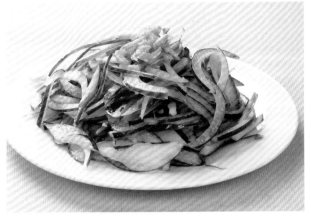

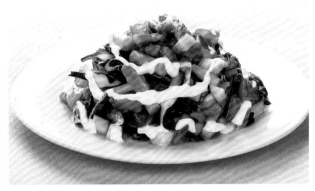

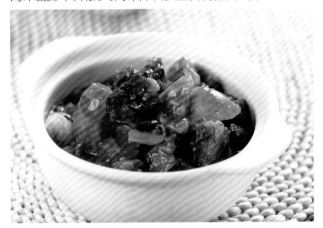

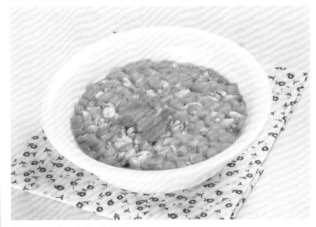

205 千焦 海米炒洋葱

原料：海米 50 克，洋葱 150 克，姜丝、盐、酱油、料酒各适量。

做法：①洋葱洗净，切丝；海米泡发洗净。②将料酒、酱油、盐、姜丝放碗中调成汁。③锅中放入洋葱丝、海米翻炒，并加入调味汁，炒至食材熟即可。

192 千焦 紫甘蓝什锦沙拉

原料：紫甘蓝 2 片，黄瓜半根，西红柿 1 个，芦笋 2 根，沙拉酱适量。

做法：①紫甘蓝、黄瓜、西红柿、芦笋分别洗净，黄瓜、西红柿切小块，紫甘蓝切丝，芦笋切段并焯熟。②将所有蔬菜码盘，挤上沙拉酱，拌匀即可。

494 千焦 西红柿炖牛肉

原料：牛肉 250 克，西红柿 200 克，虾仁 50 克，葱段、姜末、白糖、盐、高汤各适量。

做法：①牛肉洗净，切块，余熟。②西红柿洗净，切块。③油锅烧热，炒香姜末、葱段，放入牛肉块、虾仁和西红柿块炒匀，加高汤、盐、白糖炖至肉烂汁浓。

147 千焦 南瓜燕麦粥

原料：燕麦 30 克，大米 50 克，南瓜 40 克，香菜叶适量。

做法：①南瓜洗净，去籽，切丁；大米洗净。②大米加水放入锅中，大火煮沸后转小火煮 20 分钟。③放南瓜丁、燕麦，用小火煮至食材熟软，点缀上香菜叶。

失眠

　　孕妈妈失眠，就会显得苍老、憔悴，甚至影响白天的正常生活，下面就介绍几个有助于改善失眠的食疗方。

改善失眠食材推荐

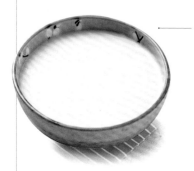

牛奶

牛奶中含有色氨酸，这是一种人体必需的氨基酸，具有一定的镇静催眠作用。牛奶中的钙还能清除紧张情绪，对睡眠更有益。

芹菜

芹菜可分离出一种碱性成分，对孕妈妈有镇静安神、降火去燥、安定情绪的功效。

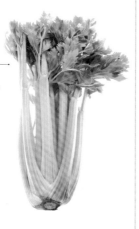

Tips

▶ 牛奶有助眠作用，晚上睡前 1 小时喝 1 杯牛奶，有利于孕妈妈的休息和睡眠。

改善失眠食疗方

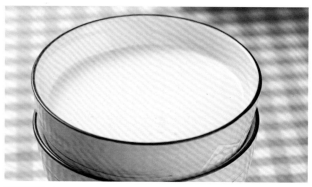

297 千焦　牛奶花生酪

原料：花生、糯米各 70 克，牛奶、冰糖各适量。

做法：①花生和糯米浸泡 2 小时，花生剥去花生红衣后，和糯米一起放入豆浆机中。②加入牛奶到最低水位，调到果汁档，启动。③打好后，倒出花生米浆，去渣。④取干净的煮锅，加入冰糖和花生米浆，煮开即可。

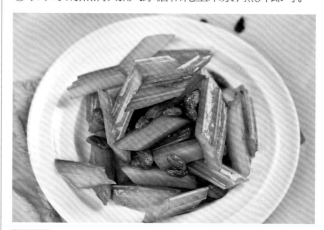

121 千焦　香油芹菜

原料：芹菜 100 克，当归 2 片，枸杞子、盐、香油各适量。

做法：①当归加水煮 5 分钟，滤渣，取汁。②芹菜洗净切段，焯熟；枸杞子洗净。③芹菜段用盐和当归水腌片刻，再放入少量香油，腌入味后盛盘，撒上枸杞。

感冒

　　由于孕妈妈抵抗力差，在换季时和寒冷的冬季常常容易感冒，但为了胎宝宝的健康，孕妈妈不能轻易吃药。以下几种预防及缓解感冒的食疗方法，可以帮助孕妈妈防患于未然。

防治感冒食材推荐

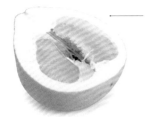

柚子
常吃柚子可提高身体免疫力。用柚子皮加陈皮或蜂蜜煮水喝，可缓解孕妈妈感冒咳嗽的症状。

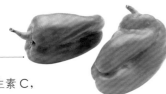

青椒
青椒含有丰富的维生素C，可增强机体对疾病及感染的抵抗力，减少感染机会。孕妈妈常吃青椒，有利于提高自身的抵抗力，预防孕期感冒。

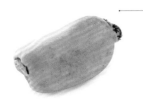

莲藕
莲藕含有丰富的维生素、矿物质和膳食纤维，尤其是维生素C的含量特别高，可以帮助孕妈妈预防感冒。

Tips

》孕妈妈平时注意饮食，不去人多环境差的地方，以防感冒。

预防感冒食疗方

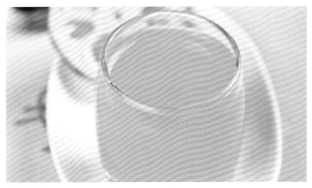

218 千焦 莲藕橙汁

原料：莲藕100克，橙子1个。

做法：①莲藕洗净后削皮，切小块；橙子切开，去皮后剥成瓣，去籽。②将莲藕块、橙子瓣放入榨汁机中，加适量温开水，榨汁即可。

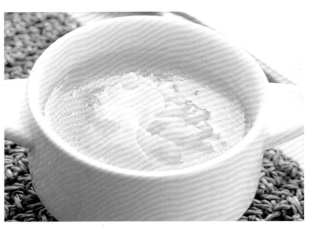

226 千焦 银耳鸡汤

原料：银耳20克，鸡汤、盐、白糖各适量。

做法：①将银耳洗净，用温水泡发后去蒂，撕小朵。②银耳放入砂锅中，加入适量鸡汤，用小火炖30分钟左右。③待银耳炖透后放入盐、白糖调味即可。

妊娠纹

妊娠纹是由于怀孕后子宫膨胀超过腹部肌肤的伸张度，导致皮下纤维组织及胶原蛋白纤维断裂而产生的。为了预防妊娠纹，孕妈妈应多补充维生素。

预防妊娠纹食材推荐

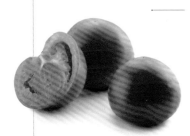

西红柿

西红柿含有丰富的番茄红素，番茄红素的抗氧化能力是维生素 C 的 20 倍，具有保养皮肤的功效，能够帮助孕妈妈有效缓解妊娠纹。

西蓝花

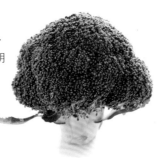

西蓝花富含维生素 C 和胡萝卜素，能增强皮肤的抗损伤能力，有助于保持皮肤弹性、预防妊娠纹。

Tips

❯ 在孕期均衡摄取营养，保持正常的体重增长，少吃油炸、高糖的食品，多吃膳食纤维丰富的蔬菜、水果和富含维生素 C 的食物，是预防妊娠纹的秘诀。

防治妊娠纹食疗方

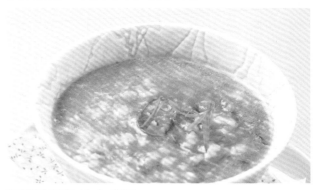

368千焦 西红柿疙瘩汤

原料：西红柿、鸡蛋各 1 个，面粉 100 克，盐适量。

做法：①往面粉中加水，用筷子搅成絮状。②鸡蛋打散；西红柿洗净，切小块。③油锅烧热，将西红柿块炒出汤汁，加适量水煮开。④将面疙瘩倒入西红柿汤中煮 3 分钟后，淋入蛋液，加盐调味即可。

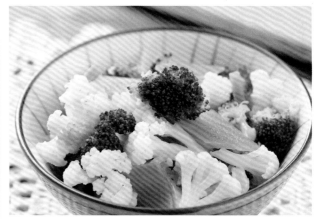

172千焦 什锦西蓝花

原料：西蓝花、菜花各 150 克，胡萝卜 100 克，盐、白糖、醋、香油各适量。

做法：①将西蓝花和菜花洗净，掰成小朵；胡萝卜洗净，去皮，切片。②将全部蔬菜放入开水中焯熟后，盛盘，加盐、白糖、醋、香油搅拌均匀即可。

妊娠斑

怀孕之后由于体内激素变化，很多孕妈妈会出现妊娠斑，爱美的孕妈妈不要怕，这是怀孕期间正常的生理性变化，随着孕期的结束会慢慢消退。

预防妊娠斑食材推荐

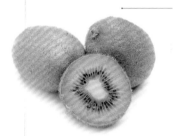

猕猴桃
猕猴桃中的维生素C能有效地抗氧化，使皮肤中深色氧化型色素转化为还原型浅色素，干扰黑色素的形成，预防色素沉淀。

胡萝卜

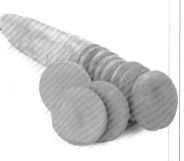

胡萝卜含有丰富的维生素A，具有润滑、滋润皮肤的作用，可改善皮肤粗糙及淡化妊娠斑。

Tips

> 妊娠斑防治的好方法就是补充维生素，可以多吃含有丰富维生素的水果，如猕猴桃、西红柿、草莓等。

防治妊娠斑食疗方

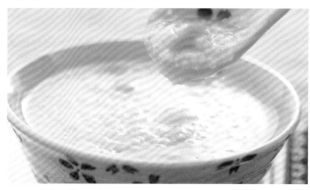

188
千焦
胡萝卜小米粥
原料：胡萝卜20克，小米30克。

做法：①胡萝卜洗净，切成块；小米淘洗干净。②将胡萝卜块和小米一同放入锅内，加清水用大火煮沸。③转小火煮至胡萝卜绵软、小米开花即可。

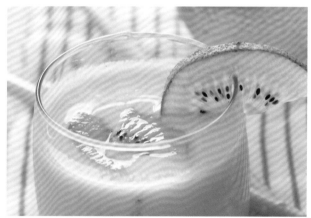

60
千焦
猕猴桃酸奶
原料：猕猴桃1个，酸奶适量。

做法：将猕猴桃清洗干净，切成两半，用勺子挖出中间的果肉，放入酸奶杯中即可。

附录　孕期营养不长胖的食材

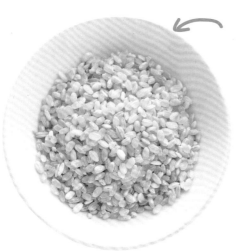

糙米
增加饱腹感

糙米含有丰富的膳食纤维，有助于体内毒素排出，并且能够增加饱腹感，避免孕妈妈摄入过多热量而导致长胖。

竹荪
减少脂肪堆积

竹荪所含糖类以半乳糖、葡萄糖等为主，能给孕妈妈快速提供热量，而且竹荪能降低体内胆固醇，减少腹壁脂肪堆积。

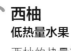

西柚
低热量水果

西柚的热量较低，孕妈妈食用后不用担心发胖，而且西柚含有丰富的钾，有助于减少下半身的脂肪和水分积聚，有预防孕期水肿的作用。

魔芋
低脂食物

魔芋是一种低脂、低糖、无胆固醇的食物，并且含有优质膳食纤维，食用后有饱腹感，可减少孕妈妈摄入食物的量，并帮助身体消耗多余脂肪，有利于控制体重，达到瘦身的效果。

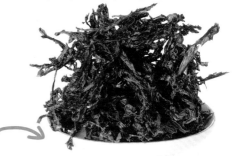

紫菜
瘦身去水肿

紫菜富含膳食纤维及矿物质，有助于排出体内堆积的废物以及积聚的水分，有去水肿、辅助瘦身的效果。

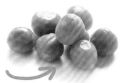

豌豆
促进脂肪代谢

豌豆含铜、铬等微量元素较多，铜有利于造血以及骨髓的健康；铬有利于糖和脂肪的代谢，有益于维持胰岛的正常功能，是孕妈妈提高代谢、消耗脂肪的不错食材。

西蓝花
低热量食材

西蓝花富含膳食纤维，不仅有助于控制脂肪吸收，而且其含水量高、热量低，可保证孕妈妈在充分摄取营养的同时不会摄入过多热量，避免脂肪堆积。

火龙果
减少脂肪的吸收

火龙果含有丰富的膳食纤维，既能增加饱腹感，又能减少人体对脂肪的吸收，从而达到控制体重的目的。

芹菜
消耗多余热量

芹菜是一种理想的绿色减肥食物。芹菜热量低，富含膳食纤维，孕妈妈吃后，在消化过程中会消耗多于食材本身的热量。

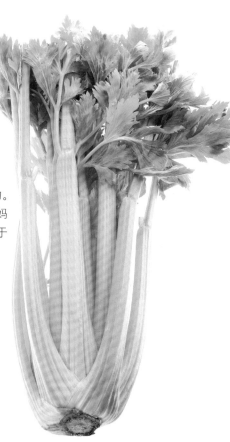

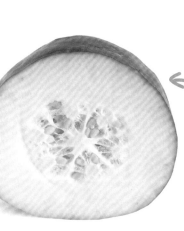

冬瓜
预防脂肪形成

冬瓜是瘦身蔬菜，不仅因为它可轻身利水，还因为它含有一种抑制脂肪转化过程的成分，可以帮助孕妈妈轻松、自然地管理体重。

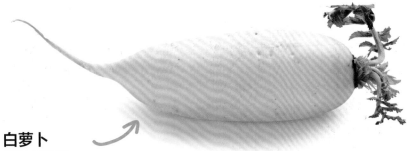

白萝卜
低热量助消化

白萝卜水分充足且含有丰富的消化酶，有助于淀粉消化，提高肠胃的消化功能，从而达到减肥的目的。

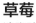

草莓
消脂防肥胖

草莓热量低，维生素 C 含量高，草莓中富含果胶，能够降低血液中的胆固醇含量，预防动脉硬化，消除因高血脂引起的肥胖。

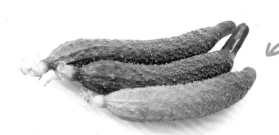

黄瓜
预防脂肪囤积

黄瓜钾元素含量丰富，能够消除水肿、驱赶倦意。黄瓜中同样含有丙醇二酸，能抑制糖类物质转变为脂肪。

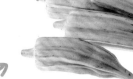

秋葵
低热量利消化

秋葵是低热量食物，是很好的减肥食物，其黏性物质可促进胃肠蠕动，可利消化、益肠胃。

木耳
润肠减肥

木耳含有丰富的膳食纤维和一种特殊的植物胶质，这两种物质能够促进胃肠的蠕动，促进肠道脂质的排泄，降低血脂，从而起到预防肥胖和减肥的作用。